U0215906

丁香妈妈
儿童疾病与
科学用药指南

写给中国父母的疾病护理与安全用药攻略

丁香妈妈　刘子琦 —— 著

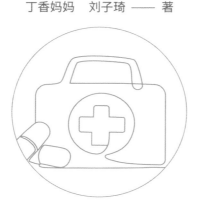

北京科学技术出版社

图书在版编目（CIP）数据

丁香妈妈儿童疾病与科学用药指南 / 丁香妈妈, 刘子琦著. —— 北京：北京科学技术出版社, 2022.1
ISBN 978-7-5714-1949-3

Ⅰ.①丁… Ⅱ.①丁…②刘… Ⅲ.①小儿疾病—诊疗②小儿疾病—用药法 Ⅳ.①R72②R720.5

中国版本图书馆CIP数据核字（2021）第224473号

策划编辑：路　杨　潘海坤
责任编辑：路　杨
责任校对：贾　荣
封面设计：异一设计
图文制作：艺琳设计工作室
责任印制：吕　越
出 版 人：曾庆宇
出版发行：北京科学技术出版社
社　　址：北京西直门南大街16号
邮政编码：100035
电　　话：0086-10-66135495（总编室）　0086-10-66113227（发行部）
网　　址：www.bkydw.cn
印　　刷：北京盛通印刷股份有限公司
开　　本：880 mm × 1230 mm　1/32
字　　数：210千字
印　　张：9
版　　次：2022年1月第1版
印　　次：2022年1月第1次印刷
ISBN 978-7-5714-1949-3

定　　价：69.00元

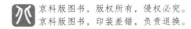
京科版图书，版权所有，侵权必究。
京科版图书，印装差错，负责退换。

权威推荐

按姓名拼音首字母排序

这本书包含了照顾生病孩子的绝大多数问题，虽然不能替代就诊，但家长们能心里有底，而且知道和医生交流时应该提供什么信息、重点问什么。里面的具体方法和建议，也弥补了看诊中的不足。最可贵的是，国内外关于用药的准则在不断更新，这本书也及时加入了新的用药方法与建议，确保内容的科学性与专业性。

孔令凯

儿科主治医师

哪怕自己是医学专业，作为一个新手爸爸，在给孩子用药的时候还是会两眼抓瞎，担心自己会伤害到宝宝。丁香妈妈的这本书正好解决了我的难题，让我在给孩子喂药的时候更放心。因此推荐这本书给所有的新手爸妈们。

李 加

公共卫生执业医师

宝贝生病爸妈担忧是人之常情。我在临床工作中经常遇到因为孩子生病而手足无措的家长。孩子生病怎么才能舒服一点儿？到底吃哪个药好得快？吃药有副作用吗？不吃药能好吗？丁香妈妈推出的这本《丁香妈妈儿童疾病与科学用药指南》，就能帮父母们解答这些困惑。这本书内容详实，不仅包括了儿童常见病的日常用药方案，还有非常具体的家庭护理指导，可以帮助家长迅速地掌握如何照顾生病的宝宝、如何针对症状进行护理。这是一本可以按照症状快速查询护理和科学用药方案的书，家中常备，家长遇到孩子生病就不会慌了。

李　昕

福建泉州第一医院儿科　主治医师

拥有这本科普书，在宝宝出现常见病时，可以让宝妈合理地选择药品、科学地进行护理，让宝宝得到更安全、更有效的治疗。对于新手宝妈，有事没事拿出翻一翻，能减少育儿路上所犯的错误，让你成为更合格的家长。

梅康康

复旦大学附属儿科医院安徽医院（安徽省儿童医院）　副主任药师

《丁香妈妈儿童疾病与科学用药指南》是集结丁香妈妈儿科权威专家多年临床经验，结合国内外儿科专业指南，对于儿童常见的26种疾病包括呼吸系统、消化系统、皮肤、口腔、耳鼻喉、传染病，以及疫苗及儿童用药特点等常见问题做了全方位讲解，具体到每个疾病如何科学用药及进行家庭护理。文章通俗易懂，图文并茂，非常适合年轻新手父母阅读学习。书中的"速查速记"模块是每一部分内容的重点的总结，帮助家长能快速解决问题。有这本书在身边，会减少家长带孩子反复到医院就诊的麻烦，帮助生病的孩子尽快康复。该书是科学育儿必备书籍，适合各年龄段儿童，尤其是婴幼儿家庭。

隋 静

原北京大学第三医院 儿科　副主任医师

孩子是父母的心头肉，孩子的一举一动都牵动着全家人的心。孩子一旦生病，要不要用药？用什么药？怎样合理用药？不同医生开的药不一样怎么办？……这本书深入浅出，将用药安全知识娓娓道来，在让您获取科普知识、守护孩子健康的同时，也能够抚慰到您的心。

汪 曦

上海市某疾病预防控制中心 公共卫生　副主任医师

不少家长在孩子生病时表现出惊慌、焦虑，这很大程度上和家长不了解儿科常见病症及缺乏安全用药意识有关。希望通过该书，能将科学准确的用药信息传递给家长，让我们共同呵护儿童健康成长，托起健康中国的未来。这本书内容一看就能懂，拿来就能用，每节都是"干货满满"，接地气、入人心，告诉你宝宝与药物的安全距离。我把这本书推荐给每一位新手家长！

徐晓琳

北京儿童医院临床药师　副研究员

科学孕育，从学习开始

2020 年，我们联合专业的医生和学者团队，打造了《丁香妈妈科学养育》一书。这本书主要涵盖了宝宝出生后第一年的育儿知识要点，很多读者都觉得非常实用、系统，这让我们团队很受鼓舞。同时，我们也收到很多爸爸妈妈的反馈，希望丁香妈妈可以针对一些高频的育儿问题进行更深入的讲解。于是，我们策划了"丁香妈妈科学孕育"系列丛书。如果把我们的第一本书比作育儿路上的"入门指南"，那么这个系列的丛书，则是解决具体孕育问题的"锦囊妙计"。

从"父母的孩子"转变为"孩子的父母"，这种角色上的转变会让你的生活发生巨大的变化，带给你许多新鲜的体验。随着小生命在妈妈的体内一点点长大，你会感受到生命的奇妙，惊喜于宝宝真实的心跳，体会到为人父母的不易。当然，更多的还是对"未知"的担忧。

第一次做父母，你可能会有太多的慌乱、焦虑和问题：孕期的饮食禁忌有哪些？宝宝便秘该怎么办？辅食添加也要按顺序来吗？哪一款早教游戏更适合宝宝现阶段的发展……你可能会在网络上寻找答案，可是各种碎片化的信息五花八门，到底该听谁的呢？你可能会想，如果有本书能像"军师"一样帮你解决问题就好了。面对这样的期盼，我们想说："丁香妈妈专家团队一直在你身边！"

这一次，我们团队根据孕育过程中问题最集中的场景——孕期保健、早教游戏、辅食添加、疾病护理与用药，联合各专业领域的医生和学者，深耕每一个主题，共同策划了4本书。

孕育新生命的过程，既伴随着爱，也伴随着责任。父母都想给孩子最好的，但又经常担心，自己是否真的掌握了正确的方法。我们深知传播科学知识责任重大，因此力求一定要给大家最可靠的内容，每一个方法、每一个理论都要讲求科学循证。希望在你每一次遇到孕育问题、手足无措的时候，丁香妈妈都可以直接为你提供解决方案，无需再反复查证。

最后，感谢选择丁香妈妈的你们，陪伴大家在孕育的路上走过一程是我们的荣幸。也要感谢丁香妈妈的专家团队、内容团队和北京科学技术出版社，因为有你们，我们的出版计划才能圆满完成。

杜一单

丁香妈妈联合创始人

关于孩子生病，我们想对你说

宝宝能健健康康地长大，是所有父母最简单，也是最实在的愿望。

但是在成长路上，宝宝难免遇到头痛脑热、小病小灾。宝宝每一次生病，都像是一次渡劫，生病期间也是作为父母的你最焦虑的时候，毕竟儿科诊室永远都像"春运"现场。宝宝对于药物的不良反应的风险通常也高于成年人。

数据显示，因为用药不当，我国每年大概有 30000 个宝宝陷入无声世界，因用药不当导致的肝肾功能及神经系统等的损伤，更是不计其数。虽然这些都是极端案例，是小概率事件，可一旦发生了，对当事的家庭来说，那就是百分之百的灾难。

如果能对各种常见病有基本的了解，同时掌握一些必要的疾病护理方法、用药知识，那么宝宝生病时，起码我们自己不会先乱了阵脚。

因此，丁香妈妈医生团队耗时 2 年，为大家编写了这本《丁香妈妈儿童疾病与科学用药指南》，希望在宝宝生病、需要照顾的时候，能为你提供一份可靠、实用的参考资料。

这本书归纳了 26 种常见病的初步判断方法、发病原因、就医原则、家庭护理步骤和用药注意事项。医生没来得及告诉你的护理细节，在书中就能找到详细实用的指导。家长也不用再纠结辛苦搜索到的信息到底是真是假，因为这本书可以给你科学专业的答案。

希望这本书可以让你在宝宝生病时少一点焦虑不安，让宝宝能够安全地战胜疾病、健康地成长。

值得信赖的　丁香妈妈专家团队

第一章 儿童用药基本知识

第二章 感冒及其常见症状

第三章　呼吸系统其他常见症状与疾病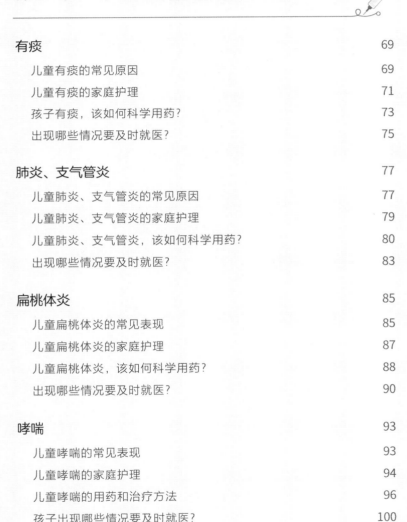

第四章　常见皮肤问题与用药

第五章　常见消化系统疾病与用药

第六章　口腔、耳鼻喉疾病与用药

第七章 常见传染病与用药

第八章　接种疫苗——对抗传染病最有效的措施

儿童用药基本知识

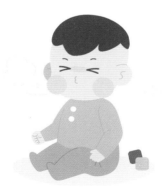

适合儿童的剂型与剂量

适合儿童使用的口服药物剂型主要有口服液、糖浆、滴剂、混悬液、颗粒剂、分散片、泡腾片等，总之就是液体制剂或是经过冲泡可以变成液体的药物。需要注意的是，泡腾片需要用水溶解之后服用。6 岁以内的儿童不适合直接服用片剂、胶囊等固体制剂，6 岁以上的儿童也要根据实际吞咽能力来选择适合的剂型。

除了口服药物之外，儿童还可以在医生的推荐下使用滴眼液、滴鼻液、滴耳液、外用膏剂、擦剂、栓剂等。注射剂一般用于住院时使用。

儿童用药剂量不可以根据成人剂量随意估算，要尽量选择药品说明书中有明确儿童使用剂量的药物。需要按照说明书中的千克体重或者年龄仔细核对使用剂量。使用超出适合年龄范围内的药物时，需要咨询医生或者药师。

处方药与非处方药

　　处方药与非处方药，从字面上不难理解。处方药就是需要医生的处方才能买到的药物，非处方药是不需要医生的处方就可以在药店购买的药物。

　　所有的抗生素都是处方药，比如头孢菌素类抗生素、青霉素类抗生素、大环内酯类抗生素等。因为抗生素滥用后容易造成耐药等严重后果，所以需要医生来评估是否使用。而像维生素补充剂、退热药、部分抗过敏药等则属于非处方药，这类药物安全系数大，我们可以根据自身需要自行购买。

　　为了大家用药方便，国家现在允许在专门的网络平台购买处方药，但前提是需要有医生的处方。

家长应该了解的抗生素使用常识

　　抗生素就是很多家长口中的"消炎药"。家长对抗生素经常会有所误解，认为只要有炎症，就需要消炎，就需要使用类似头孢菌素类的药物。这就是典型的抗生素滥用。作为家长，需要掌握如下常识。

- 抗生素不是消炎药，大多数抗生素只针对细菌有效，只有在细菌感染的时候才可以使用，比如细菌性肺炎、细菌性支气管炎、细菌性肠炎、尿路感染、中耳炎、急性细菌性鼻窦炎、细菌性扁桃体炎等。
- 如何辨别抗生素？药名中含有"西林""头孢""霉素"等字眼的药物，大都属于抗生素。
- 儿童常见病大多由病毒感染引起，细菌性疾病并不常见，而病毒感染使用抗生素是无效的。
- 若经医生判断需要使用抗生素，务必按照医生交代的剂量和疗程使用，不可以擅自减量或停药，否则同样属于滥用抗生素。
- 抗生素属于处方药，不能自行购买、使用。

如何正确地给孩子喂药？

要想让孩子正确地服用药物，需要注意以下几点。

- 让孩子采取舒服的体位，且在安静状态下服药。年龄小一点的孩子可以坐靠在大人怀里服药。孩子跑跳、哭闹、剧烈活动之后不适合立即服药。
- 选择孩子能接受的药物口味，很大程度上会让服药的整个过程更容易。
- 选择合适的喂药器具。对配合度不高的孩子可以酌情使用喂药器。
- 尽量以平和的语气和方式给孩子喂药。
- 喂药之前请仔细核对药物的名称和剂量。

那么，给孩子喂药时不应该做什么呢？捏鼻子喂药、强行灌药等粗暴的方式不可取，因为在拉扯中会使药物进入气管的风险增高，还可能会导致孩子产生心理阴影。大部分药物只能用水来送服，家长不应为了让孩子愿意服药，就把药物和牛奶、果汁等饮品混在一起给孩子服用。

第二章

感冒及其常见症状

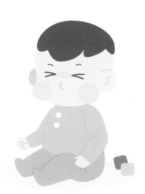

感冒

感冒应该是孩子最常见的疾病了，遇到感冒该怎么处理呢？家长首先应该了解感冒的原因和判断方法，了解了病因才能做到心中有数，不慌张。

容易引发儿童感冒的常见原因

儿童感冒绝大多数是由病毒感染引起的。根据引起感冒的病毒种类，我们可以简单将感冒分为普通病毒引起的感冒和流感病毒引起的流感。本节主要介绍普通感冒，流感将在后面的内容中介绍。

引起普通感冒的病毒有鼻病毒、腺病毒、冠状病毒等。这些病毒通常不分季节、不分场合地充斥在孩子周围，甚至潜伏在孩子身上，一般情况下不会引起孩子发病，但在某些情况下，会让感冒的发病率增加。

当孩子出现如下情况时，更容易感冒：

- 密切接触感冒患者之后，可能受到感冒病毒的不断攻击，增加感冒的概率。
- 处于密闭的公共场所，由于空气不流通，公共场合的病毒种类多、数量大，感染的概率也会增加，有可能会患感冒。
- 当抵抗力较低时，也容易感冒。比如，生活环境改变（搬家、上幼儿园等）；孩子心情低落（妈妈出差等）；又或者孩子睡眠不好、过于疲惫等，都会导致免疫功能下降，进而让病毒有机可乘。

总之，感冒是每个孩子从小到大都会经历的，换个角度来讲，感冒的过程也是孩子免疫系统逐渐成熟的过程。免疫系统就好比军队，只有通过实际作战，才能掌握战斗技巧。

幸运的是，普通感冒是自愈性疾病，所以即便"作战"，也通常不会是"持久战"。所以妈妈们大可在面对孩子感冒的时候放松一些。

出现这些症状，孩子可能感冒了

当你发现平时活蹦乱跳的孩子忽然没了精神，那就要注意了。你可以摸一摸孩子的额头。如果孩子发热，同时还有流涕、打喷嚏、鼻塞、咳嗽、咽痛等症状，那可能就是感冒了。但是以上症状不一定同时发生，可能只表现为其中的一种或者几种。比如，有的孩子只有发热和咳嗽，不流涕；有的孩子不发热，而只是打喷嚏、流涕。

当然，只通过症状进行判断并非绝对准确，比如流感也会出现发热和头痛等症状，而变应性鼻炎也会有打喷嚏、流涕，要注意区分。总之，在非流感流行的季节，没有得过变应性鼻炎的孩子，出现以上症状的时候，患普通感冒的可能性更大。

如何做好家庭护理，让感冒的孩子更舒服？

普通感冒一年四季都可能发生，家长要掌握应对感冒的 3 个重要原则及不同情况的护理方法。

应对感冒的 3 个重要原则

◎ 正确认识感冒

孩子感冒很正常，不一定是因为免疫力低下。只有出现这些情况，才提示孩子的免疫功能比较弱：2 岁以下的孩子，上呼吸道感染每年超过 7 次，或下呼吸道感染（即肺炎等）每年超过 2 次；2 ~ 5 岁的孩子，上呼吸道感染每年超过 6 次，或下呼吸道感染每年超过 2 次；6 ~ 14 岁的孩子，上呼吸道感染每年超过 5 次，或下呼吸道感染每年超过 2 次。

◎ **大多数感冒不一定要吃药**

普通感冒是由普通病毒引起的，而这些病毒都是靠身体的免疫系统去消灭，一般只需要 3 ~ 5 天的时间。所以你常会听到有人说，感冒是自限性疾病，差不多 1 周左右就会痊愈。

看到这里，有的妈妈可能要问了："不对啊，我家孩子都感冒一个多星期了，可还在流涕呢，是不是有其他问题？"

出现这种现象的原因是，虽然身体把病毒消灭了，但已经出现的症状可能还需要 2 ~ 3 周的时间缓解。所以对于此类现象，家长要有心理准备，不需要过度焦虑。孩子生病，家长很想做些什么，例如吃点特效药，让孩子舒服一点、快点好起来。但请记住，真的没有任何一种药可以预防普通感冒，也没有任何一种特效药可以治好感冒。但这并不代表家长什么都做不了，可以根据本文中提到的护理原则在家中给孩子做好护理。

◎ **针对症状进行护理，可以让孩子更舒服**

在等待孩子感冒痊愈的过程中，家长可以针对孩子已经有的具体症状，比如鼻塞、流涕、发热及咳嗽等，做好相应的护理，让孩子在疾病恢复过程中感觉更加舒服。

这 4 种情况，需要对症护理

当孩子患感冒时，我们要根据具体的症状对症护理。

◎ **发热：不推荐使用退热贴、温水浴、捂汗等方法降温**

发热是感冒最常见的症状。对于感冒引起的发热，退热贴、温水浴、温水擦身等物理降温手段，现在都是不推荐的。一方面是没有证据证明这些做法有效；另一方面是孩子生病时需要休息，物理降温难免会折腾孩子，反而会让他更不舒服。

可以给孩子适当补水，不仅可以预防脱水，还能增加孩子的汗量和尿量，以此带走身体的部分热量。与此同时，不要给孩子穿太多衣服，尤其不要"捂汗"。这种做法不但没有科学依据，还容易让孩子体温升高，严重的时候可能会出现"捂热综合征"，带来生命危险。所谓捂热综合征，是由于过度保暖、捂闷过久，引起孩子缺氧、高热、大汗、脱水、抽搐昏迷，甚至呼吸循环衰竭的一种急性综合征。一旦出现这种情况，需要立即减少衣物，如症状不见缓解，需要及时就医。

◎ **鼻塞、流涕：补液，增加空气湿度，必要时可用生理海盐水鼻用制剂**

当孩子鼻塞、流涕的时候，很多妈妈就急着给孩子用药，理由是"我看着他鼻子不通气，感觉他好难受啊！"

妈妈们的心情可以理解，但事实上，感冒引起的鼻塞和流涕本身不会对身体造成什么伤害，很多时候是妈妈们自己心里过不了这一关。当孩子出现鼻塞、流涕时，为了让孩子感觉舒服一些，可以采用下面的方法。

- 适当补充液体。对于 6 月龄以下纯母乳喂养的孩子或者混合喂养的孩子，可以在平时饮奶量的基础上，稍微多喂一些母乳；而 6 月龄以下人工喂养的孩子，满足正常的饮奶量就可以了，不建议额外喝水，会加重肾脏负担。6 月龄以上的孩子，在保证正常奶量和辅食量的同时，可以再喂一些温开水。1 岁以上的孩子，要是不太喜欢喝水，可以喝一点鲜榨果汁。

- 适当增加空气湿度。如果家里湿度较低，可以把加湿器打开，保证空气湿度在 55% 左右。

- 如果以上两种方式都不见效，可以考虑用生理海盐水鼻用制剂。1 岁以下的孩子可以用生理海盐水的鼻滴剂，1 岁以上的孩子可以尝试喷雾。但这只作为参考，具体还要根据孩子症状的严重程度，以及能适应的程度，灵活选择方法。

具体的洗鼻方法、产品挑选注意事项，将会在后面的章节单独介绍。总之，喷雾的效果比滴剂好一些，但需要在孩子接受的前提下进行，否则孩子哭闹得厉害，反而会加重鼻塞、流涕。

◎ 咳嗽：1 岁以上的孩子，咳嗽严重影响生活时可以喝 2 ~ 5ml 蜂蜜

一些用来缓解鼻塞的方法同样适用于缓解咳嗽。例如，调整室内湿度，可以让呼吸道更舒服；适当补水，能稀释痰液、减少咳嗽排痰的次数等。

如果孩子只是偶尔咳嗽，并没有影响到进餐、睡觉，多观察即可，不需要额外做什么。如果孩子咳得厉害，在查找病因的同时，可以给孩子吃一些含糖食物，因为糖可以在咽喉部形成保护层，缓解咳嗽。例如，当 1 岁以上的孩子咳嗽严重影响生活时，每次可以喝 2 ~ 5ml 蜂密。

◎ 咽痛：饮食清淡易吞咽，冷饮有助于缓解疼痛

3 岁以上的大孩子，咽痛时多能主动诉说，此时可以教孩子每天早晚用生理盐水漱口。而对于婴幼儿来说，若家长明显感觉到孩子不爱吃东西，甚至连最喜欢的食物都不愿意吃了，这时候就要高度怀疑孩子是不是咽喉不舒服了。

如果孩子已经开始吃辅食，家长可以把辅食做得清淡、易吞咽一些，这样孩子也更愿意吃。对于 3 岁以上的孩子，家长可以准备一些他能吃的冷饮，以缓解咽痛。这里要提醒家长的是，别给孩子吃橙子、柿子这类食物，这类食物会刺激咽喉，加重咽喉的不适感。

孩子感冒，家中应常备什么药？

感冒用药的基本原则，可以概括为四个字——对症用药。虽然家长们都

知道普通感冒是可以自愈的，但当看到孩子不舒服的时候，还是于心不忍，所以，可以针对症状选择性用药。例如，发热可以用退热药，鼻塞、流涕可以用生理海盐水鼻用制剂等。

◎ **推荐用药：解热镇痛类药物**

解热镇痛药是治疗儿童感冒发热的常用药。当孩子腋下温度超过 38.5℃，或未达 38.5℃ 但精神状态不佳时，就可以考虑用此类退热药。或者，当孩子头痛、咽痛严重时，即使没有发热，也可以用解热镇痛药来缓解疼痛。此类药主要有两种，下面的表格直观地介绍了退热药的用法。

常用儿童退热药用法

通用名	商品名	适用年龄	用法用量
对乙酰氨基酚	泰诺林（混悬液、滴剂）、百服宁（溶液剂等）	2 月龄以上	每次 10 ~ 15mg/kg；两次给药时间间隔不能小于 4 小时，24 小时内用药不能超过 5 次
布洛芬	美林、托恩（均有混悬液、滴剂）	6 月龄以上	每次 5 ~ 10mg/kg；两次给药时间间隔不能小于 6 小时，24 小时内用药不能超过 4 次

需要注意：

- 服用剂量按照孩子体重计算，要换算成毫克而不是毫升。（具体换算方法见本书 37 页）
- 如果用药 3 天孩子还未退热，或未到 3 天但孩子的精神状态一直不好，要及时就医。
- 对乙酰氨基酚对胃肠道刺激小，所以饭前饭后服用都可以，家长根据孩子的实际情况来选择服药时间就好。而布洛芬有胃肠道刺激症状，所以最好让孩子吃一点食物之后再吃药，尽量减少胃肠不适。
- 停药标准：按需用药，可以自行退热或者状态明显好转时即可考虑停药观察。

孩子感冒，不建议吃的药有哪些？

孩子感冒症状表现多样，市面上的药物也多种多样，很多妈妈会问医生哪些药能吃、哪些药不能吃。孩子感冒不推荐服用的药物主要有以下几种。

◎ 复方感冒药：成分复杂，风险大

第一种不推荐的药物是复方感冒药。复方感冒药，通俗是说就是这种药里有不止一种药物成分。国际上的普遍观点是，复方感冒药不建议 4 岁以下的孩子使用，而 4 ~ 6 岁的孩子要在医生的指导下权衡利弊后使用。

这类药的名字中一般会有"氨""酚""敏""麻""美"这样的字眼。比如，小儿氨酚黄那敏颗粒，也就是大家常问的护彤、小快克，以及类似的优卡丹、惠菲宁、泰诺、彤贝得等药物。市面上这类药物数不胜数，记关键字会更省事。

以护彤为例，其含有 3 种药物成分，一种成分用来解热镇痛，一种成分用来缓解鼻塞、流涕、打喷嚏症状，还有一种中药成分。如果孩子不是同时出现这些症状，多余的药物成分对孩子来说就完全没有必要，反而要多承担药物不良反应的风险。

如果孩子只是发热，家长可以根据孩子的年龄，选用对乙酰氨基酚或布洛芬；即便鼻塞、流涕、打喷嚏等症状都有，也可以选择更安全的方式，比如用生理海盐水喷鼻缓解鼻塞等。

所以，当孩子感冒时，要首选有针对性的、单一成分的药物。如果孩子已经服用了复方感冒药，只要还未出现异常反应，就不用太担心，以后避免使用就好。

◎ 抗生素：只对细菌感染有效，不能滥用

普通感冒是病毒感染引起的，而抗生素是针对细菌感染的，所以除非是感冒后期并发了细菌感染，否则一般是不需要用抗生素的。

那么，如何知道孩子是并发了细菌感染呢？比如，孩子发热持续 3 天以

上仍然不能自主退热；或是先咳嗽，稍后才开始发热；又或者出现了更严重的问题，如咳嗽症状加重、咳嗽时伴胸痛等。总之，如果在 1 周以内孩子症状并没有开始好转，就要及时就医。注意，这里说的是"没有开始好转"，而不是"完全好起来"。至于是否并发了细菌感染，需要医生综合评估后判断，家长不要自己在家给孩子用抗生素。

◎ **抗病毒药：不良反应大，普通感冒不需要吃**

抗病毒药里最大的"坑"就是利巴韦林，其次是干扰素。普通感冒是不需要额外吃抗病毒药的。

抗病毒药的不良反应较大，例如利巴韦林对生殖系统有毒性，可以引起溶血性贫血、红细胞和白细胞计数下降等；干扰素会使人乏力、食欲下降等。所以，一定别给孩子乱吃抗病毒药。

出现哪些情况要及时就医？

- 腋下温度超过 39℃（数字非绝对），同时精神状态不佳，尤其是在流感暴发的季节，需要及时就医。
- 发热超过 3 天，即便精神状态好，也要就医。
- 出现严重的呼吸道症状，如喘息、憋闷、呼吸频率明显增快、声音嘶哑、嗜睡等症状，要及时就医。

要和医生说清楚 4 件事

在就医时，和医生描述清楚以下内容，有助于帮助医生准确判断孩子的情况。家长可以事先把这些内容记录下来。

- 孩子开始发热的时间、最高体温、服用退热药物的时间。
- 孩子除了发热以外的其他症状以及严重程度。

- 孩子的睡眠、食欲，以及精神状态。
- 孩子生病之前是否接触过有类似症状的人。

医生了解了这些情况，能更快、更准确地判断孩子的病情，并采取相应的治疗措施。

不要过分迷信血常规检查

要提醒家长的是，对于感冒，不要过分迷信血常规检查。普通感冒通常不需要进行血常规检查。如果是流感，需要做专门的流感病毒筛查，检查血常规通常并没有什么意义，而且发热 24 小时以内的血常规指标往往处于动态变化的过程中，参考意义不大。

只有在医生综合评估之后，认为有其他并发症的可能，如细菌感染等，可能才会考虑进行血常规检查。所以，孩子感冒的时候家长要冷静，不要因为自己的焦虑而让孩子接受不必要的检查。

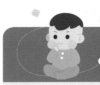

忙碌爸妈速查速记

● 接触感冒患者、去密闭的公众场所或者抵抗力低下，都容易增加孩子患普通感冒的概率。

● 如果孩子有发热、鼻塞、流涕、打喷嚏、咳嗽等症状，但当时并非流感流行季节，孩子也没有得过变应性鼻炎，那很可能就是得了普通感冒。

● 大多数普通感冒会自愈，不一定要吃药。针对症状进行护理，例如适当补液、增加室内空气湿度、使用生理海盐水鼻用制剂等，可以帮助孩子在疾病恢复过程中感觉更舒服。

● 孩子感冒时，推荐的解热镇痛药是对乙酰氨基酚和布洛芬。

● 复方感冒药成分复杂，风险大，不推荐使用；普通感冒是病毒感染引起的，一般不需要使用抗生素；常见的抗病毒药如利巴韦林、干扰素等，并不能治疗感冒，且容易产生不良反应，不推荐给孩子使用。

● 普通感冒虽然属于自愈性疾病，但除了家庭护理和适当用药，必要的时候也要及时就医，以免耽误病情。

● 普通感冒不需要进行血常规检查；流感的确诊需要进行专门的流感病毒筛查，血常规检查意义不大。

流感

流感，即流行性感冒，是一种由甲型或乙型流感病毒引起的急性呼吸系统疾病。流感是每年冬季高发的流行病，而且流感的症状通常要比普通感冒重得多。

如何区别流感和普通感冒？

普通感冒一般 5 ~ 7 天可以自愈。患病期间，孩子通常会有程度比较轻的打喷嚏、流涕等症状，可能不会发热，如果发热，体温大多也不会超过 38.5℃，而且孩子的精神状态一般会比较好。而得了流感的孩子，通常会有以下典型的症状表现。

- 3 岁以下的孩子忽然发热，体温迅速上升，腋下温度一般在 39℃以上，最初还会有寒颤，且高热的时候精神状态不佳、食欲和睡眠较差，这时就要警惕流感了。
- 3 岁以上的孩子忽然发热，腋下温度超过 39℃，最初有寒颤，且孩子可能会诉说腹痛、咽痛等，浑身乏力，总喜欢躺着，出现这种情况也要引起注意。
- 孩子刚开始 1 ~ 2 天只是高热，没有咳嗽、流涕等，但一两天之后，咳嗽开始慢慢加重。

由于流感病毒是一个比较"强势"的病毒，孩子一旦得了流感，症状会比普通感冒重得多。这种来势汹汹的病毒还可能会带来肺炎、中耳炎、心肌炎等并发症，所以需要家长重视。

如果孩子的确有上面说的这几种情况，那很有可能是得了流感。这个时候家长可以尽快带他去医院做专门的流感病毒筛查，来明确诊断。

"流感病毒筛查"，是医院为了诊断流感而做的所有检查的统称。比如，有的医院会通过抽血做诊断；有的医院则是取鼻腔或咽喉分泌物，即用一根长长的棉签深入鼻腔擦取分泌物来化验。不同医疗机构的检查方法不完全相同，但都可以称为"流感病毒筛查"。

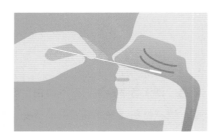

鼻拭子检查方法

孩子得了流感的家庭护理

孩子得了流感后的护理分为常规护理和特殊护理。

常规护理 5 要点

◎ 勤洗手

流感病毒可以通过接触传播，所以如果家里有孩子得了流感，所有家庭成员都要勤洗手。不仅是洗手的次数要增加，洗手的方式也要正确。如何洗手效果最好呢？

推荐用肥皂或洗手液来洗手，在手法上应该用"七步洗手法"。七步洗手法操作方法如下。

1 双手掌心对掌心，手指并拢相互揉搓。

2 用一只手的掌心对着另一只手的手背和手指相互揉搓，然后左右手交替进行。

3 双手掌心对掌心，手指交叉，相互揉搓。

4 一只手握住另一只手的手指，揉搓指背，左右手交替进行。

5 一手握住另一只手的大拇指转动揉搓，左右手交替进行。

6 一只手的五个手指尖，都放在另一只手的掌心中转动擦洗，同样要左右手交替进行。

7 双手交替搓洗手腕。

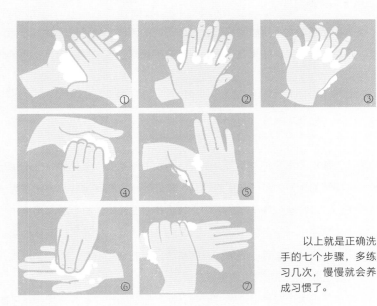

①　②　③

④　⑤

⑥　⑦

以上就是正确洗手的七个步骤，多练习几次，慢慢就会养成习惯了。

七步洗手法

◎ 通风

要经常打开家里的窗户通风，或者是使用空气净化器，以减少病毒通过空气传播。

◎ 加湿

使用室内加湿器，把室内的湿度调整到 55% 左右，可以缓解流感带给孩子的鼻塞、咳嗽等不适。

◎ 补水

可以在孩子发热的时候让他多喝水以避免脱水，也可以帮助孩子降温。

◎ 让孩子吃得顺口

孩子患流感期间不用特别忌口，孩子想吃的时候，就给孩子做一点他喜欢的、好消化的食物。如果孩子因为不舒服不想吃，也不要勉强，让他多休息就好。

特殊护理：做好隔离

除了上面说的常规护理手段，做好隔离也非常重要。首先要保证不带孩子去人多拥挤的地方，孩子在生病期间，最好能一直在家里休息。对于大一点的孩子，可以准备一块干净的毛巾，教会孩子在咳嗽、打喷嚏时用毛巾捂住口鼻。注意毛巾一定要经常清洗。孩子的洗漱用品、餐具，以及其他接触过的物品，都要单独放置，避免与家庭其他成员的物品接触。照顾流感患儿时，大人要注意保护好自己，佩戴好口罩。

不管孩子多大，在他得流感的时候，都尽量让固定的家人来照顾孩子的起居，直到孩子所有的流感症状消失、身体及精神状态稳定。

孩子得了流感，推荐哪两种药?

流感的药物治疗，首先是涉及抗病毒药物的科学使用，其次是发热时退热药的使用。

奥司他韦

奥司他韦是一种抗流感病毒的药物，可以有效阻止流感病情继续发展，加快痊愈。常见的药品有达菲、可威（商品名）。奥司他韦属于处方药，要去医院请医生开处方，而且服用奥司他韦有以下几个注意问题。

◎ 服用时间：发热 48 小时之内

奥司他韦最佳服用时间是发热 48 小时之内，如果超过 48 小时，疗效可能会打折扣。因为奥司他韦并不会直接杀死病毒，只是阻止病毒继续复制，而一般情况下，超过 48 小时，病毒就已经复制得差不多了。

所以，考虑到药效有限，以及药物有不良反应等问题，如果孩子发热超过 48 小时，一般就不建议给孩子服用奥司他韦了。除非是一些有特殊情况的孩子，比如住院的重症流感患儿、伴有其他严重并发症的患儿；或是发病 48 小时之后症状没有缓解趋势、持续加重的患儿，可以考虑服用奥司他韦。

◎ 服用方法：体重不同，服用剂量不同

孩子服用奥司他韦的剂量根据体重来计算，14 天以上、1 岁以下的婴儿，每次用量是 3mg/kg。1 岁以上孩子服用剂量参考表格内容。

至于用药时间和频率，不管年龄或体重是多少，都是每 12 小时一次，每天 2 次，连服 5 天。有些医

1 岁及以上孩子奥司他韦服用剂量

体重	每次服用量
小于 15kg	30mg
15 ~ 23kg	45mg
23 ~ 40kg	60mg
大于 40kg	75mg，用量同成人

生可能只会开两三天的药，遇到这种情况，家长可以跟医生沟通开 5 天的药。

◎ 不良反应：恶心、呕吐等

恶心、呕吐是奥司他韦最常见的不良反应。也有极少数孩子会腹痛，甚至出现幻觉。这些反应大多发生在头两次吃药的时候。随着孩子身体对药物的耐受性增强，之后发生不良反应的概率会降低很多。

◎ 奥司他韦对流感有预防作用，但不建议预防性服用

既然奥司他韦对流感有效，那可不可以给孩子吃一点预防流感呢？虽然奥司他韦有预防流感的效果，但是得连续服用 10 天才有效。因为药物会有不良反应，而且长时间用药对孩子的身体可能有伤害，所以，一般不推荐用奥司他韦来预防流感。

只有一种情况可以考虑预防性服用奥司他韦，那就是孩子密切接触流感患者而且无法做到隔离，但实际生活中这种情况出现的概率很小，起码做到隔离不是难事。

真正高效预防流感的方法是接种流感疫苗，后面会进行介绍。

◎ 奥司他韦对流感有效，对普通感冒无效

奥司他韦对普通感冒无效，对手足口病、肺炎等疾病也无效。所以在确诊流感前，不要擅自给孩子服用奥司他韦，滥用药会让身体产生耐药性。

退热药

除了奥司他韦，退热药同样是必不可少。由于奥司他韦服用后不会马上起效，此时当孩子有高热的时候，就需要退热药来降温。另外，当孩子发热（即使未到高热）且精神状态不佳的时候，就要考虑用退热药了。

根据孩子的月龄，2 月龄以上、6 月龄以下的孩子，推荐用对乙酰氨基酚；6 月龄以上的孩子，可以选择对乙酰氨基酚、布洛芬中的任意一种。另

外，如果孩子有呕吐的症状，优先推荐对乙酰氨基酚，因为其对胃肠道刺激小。退热药的详细用法见本书第 33 页"退热药到底该怎么选、怎么吃？"。

如果用了退热药后，孩子开始退热，并且精神状态转好，就可以停药继续观察了。但如果用药 3 天还没有退热，或者是虽然未到 3 天但孩子的精神状态一直不好，就要及时去医院就医了。

> **❗ 注意**
>
> 这里要提醒家长的是，大多数情况下，除了奥司他韦和退热药以外，其他药物对流感的治疗意义都不大，例如复方感冒药、利巴韦林等。所以，如果孩子确诊为流感，只要记住用奥司他韦和退热药就可以了。

接种流感疫苗，是预防流感最有效的方式

流感疫苗，是根据每年世界卫生组织推荐的流感病毒类型，更新推出的有效预防流感的疫苗。孩子接种疫苗后可以获得对流感病毒的免疫力，再接触到这些病毒的时候，就能有效预防。

接种了流感疫苗，并不能保证绝对不得流感，但是和没有接种疫苗相比，得流感的概率能降低 60% 左右，而且即便得了流感，症状也会更轻一些。

适用人群：满 6 月龄即可接种

既然流感疫苗这么有效，那哪些人可以接种呢？流感疫苗的适用年龄很广，只要满 6 月龄就可以接种。但不同年龄的孩子接种次数不同。6 月龄到 8 周岁的孩子，如果以前没有接种过流感疫苗，第一次接种的时候须一年接种两次，之后每年接种一次就可以了。8 周岁以上的孩子，不管之前有没有接种过，每年只接种一次就可以了。

由于每年政府采购的疫苗有所不同，所以具体要接种几次，还要看当地卫生防疫部门的实际规定。

接种时间：推荐在每年秋季接种

流感疫苗的接种时间，也有讲究。一般推荐在每年秋季，也就是十月份左右接种。这是因为流感疫苗的保护期大概有 6 ~ 12 个月，而流感的高发季节是冬季和春季，所以这个时候注射流感疫苗可以很好地覆盖到这两个高发季节。同时正因为流感疫苗的保护期只有 6 ~ 12 个月，所以就算孩子去年接种过流感疫苗，今年也正好到了要接种的时间。

很多家长会问："我家孩子今年得过流感了，还需要接种疫苗吗？"答案是：还要接种。因为能引起流感的病毒类型不止一种，而疫苗能防护的病毒类型有很多种，所以就算你家孩子刚得过流感，保险起见，也还是要去接种最新的流感疫苗的。

接种禁忌：有严重发热、腹泻等症状的孩子，要延迟接种

流感疫苗是比较安全的，一般情况下没有接种的禁忌。但如果孩子有严重的发热、腹泻、咳嗽等急性疾病症状，需要等这些症状消退之后再接种。

有些家长可能还会问："我家孩子刚接种完其他疫苗，能马上接种流感疫苗吗？"

其实，就效果和安全性上来说，流感疫苗和其他疫苗是可以一起接种的。但是有时候出于管理的考虑，接种疫苗的机构不会让一类疫苗和二类疫苗一起接种。如果孩子最近服用过药物或者接种过其他疫苗，需要在接种流感疫苗前告诉医生。

流感疫苗是自费疫苗，四价效果优于三价

疫苗是"三价"还是"四价"，代表这种疫苗能预防的病毒毒株类型是 3 种还是 4 种。四价的疫苗能预防的病毒比三价的多一种，防护能力也就更强，但要注意的是目前国内四价疫苗的适用年龄是 3 岁以上。所以在年龄符合的

情况下，有四价的疫苗接种四价的疫苗，没有四价的疫苗就接种三价的疫苗。总之，接种了总比不接种好。

另外，流感疫苗是自费疫苗，需要到当地的卫生行政部门指定的接种点接种，比如社区卫生服务中心、乡卫生院、村卫生所等。

孩子刚接种完疫苗可能会出现一些不良反应，比如接种部位有发红、肿胀、疼痛等局部反应，以及孩子可能会出现低热、头痛头晕、恶心呕吐、腹痛腹泻等全身反应。但这些反应都是正常的，程度一般也比较轻微，24 小时左右就会消失，家长不用太过担心。但如果上面这些不良反应持续 24 小时还未缓解，甚至出现了其他严重的不良反应，就要尽快向接种单位报告，并且及时就医。

除了注射的流感疫苗之外，国内这几年还上市了喷鼻子的流感疫苗，这是三价疫苗。目前我国批准的接种人群是 3 ~ 17 岁。喷鼻疫苗为减毒活疫苗，所以接种前 48 小时不可以使用抗流感的药物，也不推荐严重免疫功能低下的孩子接种这种疫苗。

出现哪些情况要及时就医？

- 体温较高，精神状态不佳，尤其是处于流感高发季节，或者孩子明确接触过流感患者。
- 确诊流感之后，使用抗流感病毒药物 2 天左右仍不见好转，甚至症状加重。
- 在治疗期间出现其他呼吸系统并发症，比如喘息、呼吸困难、声音嘶哑等。

要和医生说清楚这些情况：

- 孩子开始发热的时间、最高体温，以及服用过哪些药物。
- 孩子除了感冒常见症状以外的其他症状以及严重程度。
- 孩子的睡眠、食欲及精神状态。
- 孩子生病之前是否接触过有类似症状的人，有无去过公共场所。
- 孩子有无注射过流感疫苗。

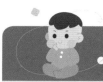

忙碌爸妈速查速记

● 流感区别于普通感冒的表现，主要是发热的程度、病情的发展速度和孩子的精神状态。普通感冒一般不会有并发症，而流感可能会有并发症，所以要重视。

● 如果孩子在流感高发季节出现发热且精神状态不佳，或者接触过流感患者，又或者确诊流感之后服药两天症状仍不见好转，都建议家长及时带孩子去医院，尽早诊断，尽早用药。

● 在做检查时，流感一般不需要进行血常规检查，但需要做专门的流感病毒筛查。

● 流感的家庭常规护理包括教孩子用正确的方法勤洗手、注意室内通风和空气加湿、给孩子多补水，以及饮食上根据孩子的胃口尽量让他吃得顺口。

● 为了避免传染，还要做好隔离，让固定的家人来照顾孩子。

● 奥司他韦是对抗流感最有效的药物，要在发热 48 小时内服用，但不推荐用来预防流感。应对流感引起的发热，推荐用对乙酰氨基酚或者布洛芬。

● 接种流感疫苗可以使患流感的概率降低 60% 左右，而且接种疫苗后就算患流感，症状也会轻很多。满 6 月龄的孩子即可接种流感疫苗。流感疫苗的最佳接种时间是每年秋季。

发热

发热，是儿童最常见的症状之一。几乎所有的孩子都有过头痛脑热的经历。发热是病原体入侵人体后身体的正常反应，能帮助身体更好地战胜病原体，以便尽快恢复健康。

孩子发热的原因及判断方法

◎ 孩子发热的原因

有时候，发热的原因很明显。但有时候，即使是经验丰富的医生，可能也很难说出准确的病因。

导致儿童发热的原因有很多。病毒、细菌感染是发热最常见的原因，比如因为病毒、细菌感染而导致感冒、肺炎、急性肠胃炎等会引起发热。肿瘤、风湿性疾病、无菌性炎症也可能引起发热。除此之外，神经系统病变、身体调节体温的功能出现异常等，也可以引起发热。

◎ 孩子发热的判断方法

体温多少度，才算是发热呢？一天中，清晨的体温会偏低，下午和傍晚的体温会偏高，变化幅度平均在 0.5℃。另外，天气热、穿太多、刚洗完热水澡等，也会影响体温。排除以上因素，测出来的体温才准确。

家长可以用电子温度计测量孩子的腋下温度，来做个大致的判断。测腋下温度时，要擦干腋窝，确保温度计的尖端被完全夹紧，并且在读数稳定之后再读出数值。一般来说，如果腋下温度超过 37.2℃，可能就要考虑发热了。有条件的家庭，也可以使用耳温枪、颞动脉温度计，测量体温会更方便。只要按照说明书上标注的方式和位置测量，瞬间或者数秒内就可以得出结果。

◎ **发热时，体温越高，说明病情越重吗？**

不一定。单纯从体温升高的程度判断病情的轻重是不恰当的，家长还需要留意孩子的精神状态。比如，吃喝玩睡有没有受影响？叫他时他会不会像平常那样回应？给他玩他最喜欢的玩具时，他会不会很高兴？

如果孩子的回应跟平时相比相差很大，家长就要注意做好家庭护理，甚至是带孩子去医院就诊了。

孩子发热的家庭护理

发热的家庭护理，最关键的就两点：适当增加液体摄入和不要捂汗。但不同阶段的发热，需要侧重的护理内容也不太一样。

发热有 3 个阶段。如下图所示。

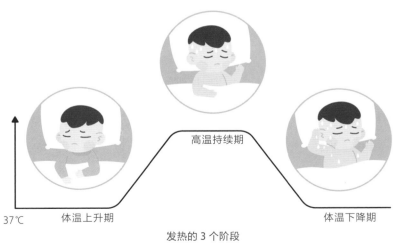

发热的 3 个阶段

体温上升期的护理

很多家长都会忽视孩子发热的早期阶段，因为这时候孩子的体温很可能并不高，而且其他症状也大多并不典型。一般来说，孩子在发热之前，整个人的状态不会太好，看起来会蔫蔫的、没有力气，还会比较嗜睡。如果孩子出现这些情况，家长就要多注意了。当体温开始上升的时候，有的孩子会出现寒颤、手脚冰凉等症状，大一点的孩子会主动诉说觉得冷。

孩子寒颤，其实是大脑在让身体做好和体内病原体"作战"的准备。这时候要及时给孩子添加衣物，做好保暖。添加的衣物要轻便透气，不要过厚、过重，要能保证舒适，但又不会捂汗。体温上升期一般不会持续很久，当孩子不再怕冷、体温开始升高时，要及时减掉衣物。

高温持续期的护理

这个阶段的典型表现是升高的体温会持续一段时间。家长要注意及时给孩子补充液体，同时合理使用退热药。因为在体温持续升高的时候，孩子的皮肤和呼吸道的水分流失比平时要快很多。如果不及时补充液体，就会有脱水的风险。多补液，还可以增加排尿量，通过排尿从体内带走一部分热量，故而多补液有一定程度的降温作用。

这个阶段不要给孩子穿太多的衣服，以后背温热、不出汗为准，尽量挑选宽松舒服的衣服。夏季如果室温太高，最好打开散热器或者空调，把室内温度调到孩子觉得舒适的温度。

不同年龄段孩子的补液方法

年龄	补液方法
6 月龄以下	可以适当增加母乳的摄入
6 ~ 12 月龄	可以在平时饮奶和辅食量的基础上，适当增加一些温开水
1 岁以上	如果孩子不爱喝温开水，也可以喝一些稀释的果汁

体温下降期的护理

当孩子的体温从发热最高值逐渐下降，每次吃了退热药物之后发热的时间间隔逐渐延长，且精神状态、睡眠质量和食欲等也都在好转，就说明孩子的体温可能就快恢复正常了。

这时候，除了适当补充液体，如果孩子有胃口，可以让孩子吃一些营养丰富、易消化的食物。如果孩子食欲没有完全恢复，也不要强迫孩子吃东西，否则会加重胃肠道负担。此外，应确保孩子得到充足的休息，不要带他去人多、不通风的场所，因为疾病恢复期的孩子抵抗力弱，容易发生交叉感染。

! 注意

孩子发热，不推荐进行酒精擦浴、冷水浴及贴退热贴。孩子的皮肤渗透性强，进行酒精擦浴容易引起酒精中毒。进行冷水浴和贴退热贴，只能降低皮肤表面温度，对退热本身没有任何实质性的帮助。而且孩子生病期间最需要的就是休息，这些做法太折腾孩子，容易让孩子不舒服。

孩子出现热性惊厥怎么办?

所谓热性惊厥，就是俗称的"烧抽了"。发作时看起来很吓人，但一般 2 分钟左右就会自行好转，不会引起大脑损伤，不会影响智力，更不会对孩子以后的生活产生不好的影响。所以家长不用过分担忧。如果孩子出现了热性惊厥，家长可以做这 4 件事。

◎ 让孩子侧卧

如果孩子发生热性惊厥，首先要让孩子侧卧，避免呕吐物引起窒息。不要强行掰孩子的身体，更不要往孩子的嘴里塞任何东西。如果孩子的嘴里恰巧有东西，要尽量轻柔地取出，以免误吸引起窒息。

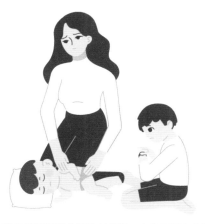

孩子发生热性惊厥时要立即让其侧卧，旁边最好有人记录时间

◎ **确保周围环境安全**

要确保孩子周围是安全的，最好把孩子安置在平坦无硬物的床上或地板上，以防孩子在发生惊厥的过程中伤到自己。

◎ **记录时间及用手机录像**

注意看下钟表，记录下孩子惊厥持续的时间，同时最好用手机录像，以备需要的时候给医生看。

◎ **必要时送医院**

如果孩子惊厥发作时间超过 5 分钟，或者 24 小时之内发作超过一次，建议去医院检查，明确惊厥原因。如果孩子抽搐时，只有一侧肢体抽搐或发抖，或是在发作缓解后有轻度的瘫痪症状等，也要及时就医。

退热药到底该怎么选、怎么吃？

给孩子服用退热药，目的是让孩子感觉舒服，并不是孩子一有发热就要服用退热药。

用药基本原则

退热药的用药原则是：腋下温度超过 38.5℃，或者虽然未到 38.5℃，但孩子有不舒服感受或情绪不高时使用。这里的 38.5℃只是一个通用的参考数值，并非绝对标准。比如，有的孩子体温超过 38.5℃了，但精神状态不错，那也可以先不着急吃药。

不建议家长自行给 3 月龄以下的孩子吃退热药。原则上，3 月龄以下的孩子，不论什么原因引起的发热，不管精神状态好坏，都应该及时就医。

推荐用药：对乙酰氨基酚、布洛芬

儿童常用的退热药为对乙酰氨基酚和布洛芬。

◎ 对乙酰氨基酚

对乙酰氨基酚也就是常说的泰诺林、百服宁。

- 适用年龄：2 ~ 3 月龄以上的孩子。一般是儿童退热的首选药物。
- 适用情况：如果孩子腋下温度超过 38.5℃，或者未超过 38.5℃，但精神状态不佳，也可以考虑使用。孩子普通感冒、急性胃肠炎，以及水痘等感染引起发热的时候，如果需要用到退热药，通常首选对乙酰氨基酚。

❗注意

不要过量使用对乙酰氨基酚，否则会有肝脏损伤的风险。肝肾功能不全、有蚕豆病、对阿司匹林过敏及过敏体质的孩子都应谨慎使用这种药。谨慎使用的意思是，不作为首选，但如果确实需要，并不完全禁用，服用的时候务必注意观察。

- 服用方法：儿童使用的对乙酰氨基酚剂型，分为混悬剂、滴剂和口服溶液。

  具体的服用剂量要按照孩子的实际体重来计算，一般是 10 ～ 15mg/kg。比如，孩子重 10kg，那么每次需要服用 100 ～ 150mg。至于这个量的药物体积有多大，还要根据药物的规格进行换算。两次给药的时间间隔不能小于 4 小时，24 小时内使用的次数不能多于 5 次。

  对乙酰氨基酚对胃肠道刺激小，所以饭前饭后服用都可以，家长根据孩子的实际情况选择服药时间就好。

- 停药标准：如果孩子自己开始慢慢退热，或者体温控制在腋下温度 38.5℃以下且精神状态好转，可以考虑停药观察。

◎ 布洛芬

布洛芬也就是常说的美林、托恩和安瑞克等。

- 适用年龄：6 月龄及以上的孩子。

- 适用情况：如果孩子出现高热，体温超过 39℃甚至 40℃，比如得了流感、幼儿急疹或是其他容易引起高热的疾病，可以考虑选择布洛芬。另外，在服用对乙酰氨基酚效果不好的情况下，也可以考虑换成布洛芬。

- 服用方法：布洛芬每次的给药剂量是 5 ～ 10mg/kg。比如，孩子体重为 10kg，那么每次就要服用 50 ～ 100mg。至于这个量的药物体积有多大，同样要根据药物的规格进行换算。因为布洛芬能引起胃肠道刺激症状，所以最好让孩子吃一点食物之后再吃药，尽量减少胃肠不适。两次给药时间间隔不小于 6 小时，24 小时内服药的次数不能超过 4 次。

  关于给药间隔时间，有的家长可能要问了，按照这个做法，到了该吃药的时候，孩子可能正在睡觉，那该怎么办？如果孩子睡得比较安稳，在体温没有超过 39.5℃的情况下，不用特意把孩子叫醒。但如果体温超过 39.5℃甚至 40℃，稳妥起见，还是把孩子叫醒服退热药比较好。

另外，如果是其他需要按照固定频率服用的药如抗生素，每天需要服3次药，服药时间正好赶上夜间，为了保证抗生素在体内维持有效浓度，最好也将孩子叫醒喂药。

其实还有更好的办法，就是尽量把两次服药的时间安排在睡前和晨起，这样就不至于影响孩子睡眠，也不至于太折腾家长了。

- 停药标准：等孩子自己开始退热，或者体温控制在腋下温度 38.5℃以下且精神状态好转时，可以考虑停药观察。

> **❗ 注意**
>
> 关于使用布洛芬，也有以下几点要强调。
>
> 第一，肾功能不全、心功能不全、高血压及有消化道溃疡的孩子慎用布洛芬。
>
> 第二，建议同样药品只保留一个规格，以防弄错应该服用的剂量。关于用药规格，我们只要留意下药品说明书或者药盒中的"规格"一栏就可以。比如，美林有的写着"100ml∶2g"，这代表着每ml药里含布洛芬20（2000÷100）mg；有的则写着"15ml∶0.6g"，这代表着每毫升药里含布洛芬40（600÷15）mg。这明显不是同一种规格。
>
> 第三，急性胃肠炎期间的发热不适合用布洛芬，因为布洛芬有胃肠道刺激作用，会让孩子更不舒服。
>
> 第四，布洛芬退热迅速，孩子通常会大量出汗，这就有可能增加脱水风险。比如，得了手足口病、疱疹性咽峡炎的孩子通常会不愿意吃东西、喝水，高热的同时就容易有脱水的风险，所以此时布洛芬不做首选，除非是用了对乙酰氨基酚但退热效果不好，才会考虑选择布洛芬。
>
> 如果还是不清楚药量的换算，可以参考下图。

儿童用药剂量的计算方法

适用情况

- 儿童服用药品的剂量大多按照"毫克"计算。
- 利用孩子的体重算好药品毫克数之后，根据药品的含药量转换成毫升数。

换算方法

服用剂量（毫升）=（孩子实际体重×每次每千克体重服用剂量）÷每毫升含药量（毫克）

举例说明

以退热药美林为例：

美林滴剂标注：15ml：0.6g,即每毫升药物含40mg布洛芬。

如果孩子重10kg，按照每次每千克体重10mg剂量服用，计算公式为：

（10×10）÷40=2.5ml

适用情况

多数药物已算出每千克体重每天或每次的用量，因此对于已知体重的孩子，可以按照实际体重（千克）计算用药剂量。

计算公式

服用剂量=每千克体重每天（或每次）用药量×体重（千克）

特别说明

如果体重超出或低于同龄孩子很多，需要咨询专业人士实际服用剂量。

适用情况

有些药品说明书给出的是每日服用剂量，需要一天分数次服用。

计算公式

服用剂量=每日剂量÷服用次数

举例说明

以抗生素头孢地尼为例：

说明书中要求，儿童的服用量为每日9～18mg/kg，分3次口服。

需要根据孩子的实际情况，选择每日服用剂量，分3次服用。

注意：选择儿童专用药品

选择药物的前提：有该年龄段孩子的推荐剂量，才考虑给孩子用。成人药品不建议用任何方法自行换算且给孩子服用，因为安全性差。

实在没有推荐剂量又必须使用的药品，务必咨询专业人士。

退热，不建议用的几类药

市面上的退热药有很多，那为什么除了前文提到的两类退热药，不推荐服用其他退热药呢？

◎ 复方感冒药

常见的复方感冒药有小儿氨酚黄那敏颗粒（即常说的护彤）、复方锌布颗粒剂等。这些复方感冒药成分复杂，对身体产生的影响也是多方面的。如果孩子只有发热表现，单独成分的药物用起来不仅更安全，还能避免重复用药的风险。

当然，如果已经给孩子用了复方感冒药，也不要太纠结，以后一定要尽量避免即可。要仔细查看药物里所含的退热药成分，注意不要重复服用。

◎ 能引起不良反应的退热药

此类药如尼美舒利、赖氨匹林、安乃近及阿司匹林等。这些药都已经被证实可能会引起孩子严重的不良反应，比如严重的肝功能损伤、粒细胞缺乏、库欣综合征等，所以一定要避免使用。

如果孩子已经服用这些药，要密切观察他的状态，出现任何异常情况都要及时就医。

◎ 所谓能提高孩子抵抗力的药

没有足够的证据能证明这类药物的功效。更可怕的是，这类药的潜在不良反应也是未知的，所以不建议给健康的孩子吃任何号称可以提高免疫能力的药物。

让孩子有充足的睡眠、均衡的饮食，养成勤洗手等良好的卫生习惯，多接触大自然，多做户外运动，按时接种疫苗，才是让孩子少生病的正确方法。

◎ 抗生素

抗生素更不能被当做退热药给孩子服用。抗生素是用于对抗细菌的，只有在确诊是细菌感染造成的发热后，才可以在医生指导下服用这类药物。

出现哪些情况要及时就医？

很多情况下，尤其是感冒引起的发热，只要在家中科学护理，大多数都可以自行恢复，不需要就医。尤其不建议孩子发热还不到 24 小时，就急忙带孩子去医院做抽血检查等。出现下面的情况，要带孩子及时就医。

- 3 月龄以下的孩子，不论是什么原因引起的发热，不管精神状态好坏，都应该及时就医。
- 体温较高，腋下温度大于 39℃（数值不绝对），同时精神状态不好，而又处在流感暴发的季节。
- 发热超过 3 天，或发热同时出现皮疹。
- 发热的同时伴随惊厥，惊厥时间超过 5 分钟，或者惊厥反复发作。
- 发热的同时拒绝饮水，出现尿量明显减少、嗜睡、哭的时候没有眼泪等脱水症状。
- 发热的同时出现严重的呼吸道症状，比如喘息、憋闷、呼吸频率明显增快、声音嘶哑。

要和医生说清楚这些情况：

- 孩子开始发热的时间、最高体温、服用退热药的时间。
- 孩子除了发热以外的其他症状以及严重程度。
- 孩子的睡眠、食欲、精神状态。
- 孩子发热之前是否接触过有类似症状的人。

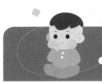

忙碌爸妈速查速记

● 一般来说，如果腋下温度超过37.2℃，可能就要考虑发热了。对于小孩子来说，病毒、细菌感染通常是发热最常见的原因。

● 发热是病毒、细菌入侵人体后身体的正常反应。发热能帮助身体抵御病原体，大多数情况可以自行恢复，家长不用过分担心。做好孩子的护理工作，合理使用退热药，通常4天以内体温就会逐渐恢复正常。但如果出现了本节中提到的应就医的情况，如高热持续3天以上等，就要提高警惕了。

● 不要用酒精擦浴、物理降温或捂汗等方法给孩子退热。

● 退热药的用药原则是当腋下温度超过38.5℃时使用，但如果孩子不舒服或情绪不佳，即使体温未超过38.5℃，也可以服用退热药。

● 不要盲目使用抗生素。只有确认了孩子是因为细菌感染而发热，才考虑遵医嘱使用抗生素。

鼻塞、流涕

几乎每个孩子都有过鼻塞、流涕，当家长看到"孩子吃奶喘不上气，憋得特别难受"或者"孩子鼻子不通气，张嘴睡觉"这些现象时，就很替孩子担心，害怕孩子遭罪。事实上，鼻塞、流涕虽然会导致孩子不舒服，但不至于像我们想象得那么难受，更不会轻易出现呼吸困难，家长不需要太焦虑。

儿童鼻塞、流涕的原因

大部分孩子的鼻塞和流涕，都发生在感冒期间或者感冒的恢复期。这是很常见也是很正常的情况，并不会对孩子的身体造成什么伤害。引起孩子鼻塞、流涕的原因不同，应对方法也不同。

普通感冒、流感

如果孩子除了鼻塞、流涕，还伴有发热或者咳嗽等症状，就很可能是得了普通感冒或流感。

鼻窦炎

鼻窦炎也是引起孩子鼻塞、流涕的重要原因。如果孩子出现以下几种情况，建议家长带孩子去医院耳鼻喉科就诊，因为孩子很有可能是得了急性细菌性鼻窦炎。

- 鼻塞、流涕持续 10 天以上，未见好转。
- 鼻塞、流涕好转几天后又忽然加重。
- 鼻涕黏稠、发黄，同时发热超过 3 天且精神状态不佳。

如果孩子的鼻塞、流涕症状持续 3 个月以上，同时伴有头痛、嗅觉变差，甚至听力下降等，也要排查一下慢性鼻窦炎。

变应性鼻炎

如果孩子属于过敏性体质，或者爸爸妈妈有变应性鼻炎，那当孩子长时间打喷嚏、流涕或鼻塞的时候，比如症状持续半个月以上，一直也不见好转，就要高度怀疑变应性鼻炎的可能了。

腺样体肥大

如果孩子经常鼻塞，尤其是睡觉的时候呼吸困难、张嘴呼吸，可以去耳鼻喉科查一查是不是腺样体肥大。

罕见原因：鼻腔异物、鼻孔闭锁、鼻腔鼻窦肿物等

一些罕见情况，比如鼻腔异物、鼻孔闭锁、鼻腔鼻窦肿物等，也会引起鼻塞、流涕。如果孩子的鼻塞、流涕不属于以上几种常见原因，也要考虑一下这些罕见原因。

儿童鼻塞、流涕的家庭护理

普通感冒引起的流涕，如果没有严重影响到孩子进餐、睡觉、玩耍，其

实不用额外做什么，做好基本的卫生工作就好；如果情况比较严重，可以进行一些家庭护理。

普通感冒或流感

对于普通感冒或流感引起的鼻塞、流涕，如果情况较轻，如偶尔流涕、咳嗽几声，只要孩子精神状态好，问题都不大。

◎ 清理鼻涕

如果是 3 岁以下还不会自己擤鼻涕的小孩子，家长要注意及时帮他擦干净鼻涕，经常用清水洗一下鼻子周围就可以了。如果是大一点的孩子，如已经上了幼儿园的孩子，就可以自己擤鼻涕了，家长要教会他正确的擤鼻涕方法。

正确的擤鼻涕方法：让孩子身体自然前倾，用纸巾压住一侧鼻孔，然后用力擤出另一侧鼻孔的鼻涕。不要用手指捏住鼻子两侧，这样做会导致鼻腔压力过大，甚至可能导致中耳炎、鼓膜穿孔等。这种擤鼻涕的方法对其他原因引起的鼻塞、流涕也同样适用。

◎ 适当补水，调整室内湿度为 55% 左右

6 个月以上的孩子可以适当多补水，平时多喝一些汤、稀粥等；也可以把室内的湿度调整为 55% 左右，这些都有助于鼻涕的排出。

鼻窦炎

对于鼻窦炎引起的鼻塞、流涕，不论是急性鼻窦炎还是慢性鼻窦炎，前文介绍的感冒引起的鼻塞、流涕的护理方法，同样适用。除此以外，还需要让孩子及时服用抗生素。关于用药情况，后文会有具体介绍。

变应性鼻炎

如果是变应性鼻炎引起的鼻塞、流涕，首先要做的是避开变应原，减少发作的频率和次数。其次可以借助生理海盐水冲洗鼻腔，我们在后文也会详细介绍。

腺样体肥大

如果是腺样体肥大造成的鼻塞、流涕，建议及时就医。医生一般先会进行保守治疗，比如对 2 岁以上的孩子使用鼻用糖皮质激素等治疗，如果没有效果，也可能会通过手术来解决。家长不用太过焦虑，听从医生的建议就好。

通用又有效的护理方法——洗鼻

洗鼻是针对孩子鼻塞、流涕通用又有效的护理方法。给孩子洗鼻，要注意洗鼻方式、盐水选择及洗鼻装置的挑选。

滴鼻、喷鼻、灌洗、雾化，该怎么选?

洗鼻方式一般有 4 种，包括滴鼻、喷鼻、灌洗及雾化，那我们该如何选择合适的洗鼻方式呢?

◎ **滴鼻**

如果孩子鼻腔里有较干燥的鼻腔分泌物，或有少量黏稠的鼻涕，就可以考虑滴鼻。这种方法比较温和，适合 1 岁以下的孩子，但其清洗力度会比较弱。

具体操作是，家长可以用注射器抽取生理盐水，去掉针头，给孩子滴鼻，

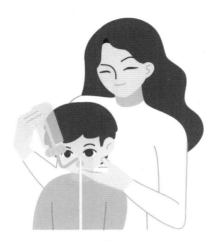

灌洗鼻腔的正确姿势

也可以购买现成的滴鼻剂给孩子滴鼻。滴鼻之后，用小镊子或洗鼻器把鼻腔里面的脏东西弄出来，也可以等孩子自己打喷嚏将之打出来。

◎ **喷鼻**

相较于滴鼻，喷鼻清洗力度较大，可以更好地清洗鼻腔深部，更适合1 ~ 3 岁的孩子。如果孩子总觉得鼻子干，就可以考虑喷鼻。

操作的时候，需要用特殊的喷鼻装置，该装置药店一般都有卖，可以直接买来，按包装上的示意图操作即可。

◎ **灌洗**

灌洗清洗力度最大，比较适合鼻塞严重、脓鼻涕较多的情况，多用于3岁以上的孩子。灌洗的常用工具是洗鼻壶，也可以用注射器式洗鼻器。

灌洗操作不当容易引起呛咳，因此对手法要求比较高，洗的时候一定要让孩子张嘴呼吸。对于小一点的孩子，建议家长捏住其两侧腮部，保证其张嘴呼吸。操作的时候要让孩子低头或侧卧，这样水不容易流到咽喉，就不会引起呛咳。

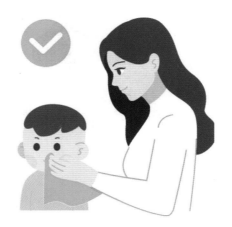

正确的擤鼻涕姿势

◎ 雾化

雾化主要是通过鼻腔雾化机和鼻罩，持续地把盐水泵入鼻腔内，这种洗鼻方式不会有明显的鼻腔刺激感，孩子容易接受，但是由于水量少，冲洗的效果较弱。

> **⊙ 注意**
>
> 关于洗鼻方式，总结如下：按照效果来说，灌洗>喷鼻>滴鼻>雾化；但从舒适度来说，雾化>滴鼻>喷鼻>灌洗。
>
> 虽然我们建议小于1岁的孩子可以滴鼻，1~3岁的可以喷鼻，再大一点的可以灌洗，但这并不是绝对的，关键是要根据问题的严重程度和孩子的配合程度，选择合适的洗鼻方式。

生理盐水、生理海盐水、灌洗液，该怎么选？

◎ 生理盐水

生理盐水，即浓度为 0.9% 的氯化钠溶液，在生理海盐水出现之前，生理盐水是鼻腔冲洗的最佳选择。家长可以选择市面上独立小包装的生理盐水，常见的规格是 10ml/ 支。

需要提醒的是，不要自己在家用食盐配盐水，过高或过低浓度的盐水都可能会刺激到孩子，伤害孩子娇嫩的鼻黏膜。

◎ 生理海盐水

这是目前使用率最高的，也是较推荐的一种盐水。相比于生理盐水，生理海盐水添加了一定的缓冲液，对孩子鼻腔黏膜的刺激要小一些。但由于来源是海水，生理海盐水的成分较为复杂，过敏的风险也高一些。

所以，第一次给孩子用生理海盐水的时候，要注意观察孩子有没有什么不舒服，如果没有，之后就可以放心用了；如果有不舒服的感觉，可以改用普通生理盐水。市面上的生理海盐水包括滴剂和喷雾，可以根据实际需要选择。

◎ 灌洗液

灌洗液由于用量较大，通常是用洗鼻盐包自行在家配置。很多家长可能第一次听说"洗鼻盐包"这个词，没关系，洗鼻盐包实际上现在已经很普遍了，正规药店都有卖，直接去买就可以。当然也可以网购，但要注意商家资质。

买好洗鼻盐包之后，直接按照说明书中的比例进行配置就能用，但配置的时候要用凉白开或蒸馏水，不能直接用自来水，以防发生细菌或者寄生虫感染。

洗鼻装置的选择：根据孩子鼻部问题的严重程度、年龄及接受度选择

要根据孩子鼻部问题的严重程度，和他的年龄及接受程度，选择适合的盐水品种及冲洗方式。像滴鼻，可以用注射器，也可以买现成的滴鼻装置。喷雾就更方便了，基本都是一次性的含药装置。灌洗可以选择专门的洗鼻壶，也可以用注射器冲洗等。不论是生理盐水还是生理海盐水，也不论是什么装置，制作的技术含量都不高，所以选择具体的盐水及装置品牌时不用过于纠结，正规药店买到的基本都能用。

鼻塞、流涕的用药原则

对于普通感冒引起的鼻塞、流涕，只要做好家庭护理，必要时配合生理海盐水洗鼻就可以了，不涉及用药方案。鼻腔异物、鼻孔闭锁及鼻腔鼻窦肿物等和用药的关系也不大。

这里主要介绍的是鼻窦炎、变应性鼻炎和腺样体肥大这 3 种情况引起的鼻塞、流涕该如何用药。

鼻窦炎引起的鼻塞、流涕

◎ 急性细菌性鼻窦炎

如果孩子持续鼻塞、流涕 10 天以上未见好转，或者好转几天后又忽然加重，又或者鼻涕黏稠、发黄，同时发热超过 3 天，就要考虑急性细菌性鼻窦炎。常用的药物有以下几种。

（1）抗生素

确诊急性细菌性鼻窦炎后，需要在医生的评估下使用抗生素。建议首选阿莫西林克拉维酸钾。头孢菌素类的抗生素也可以，比如头孢克洛等。抗生

素具体用药以医生推荐为主，通常建议的疗程为 10 天。

（2）糖皮质激素

如果孩子在患急性细菌性鼻窦炎的同时，打喷嚏、流涕、鼻痒的症状较重，考虑伴有过敏因素时，可以在抗生素的基础上加用糖皮质激素喷鼻。如果没有这些症状，不推荐常规使用糖皮质激素。

（3）鼻用减充血剂

如果孩子持续严重鼻塞，可以短期内使用鼻用减充血剂。如果鼻塞不严重，则不推荐使用。这里的短期是指少于 7 天，使用超过 7 天，容易造成反跳性鼻出血。

常见的鼻用减充血剂有以下两种。

- 赛洛唑啉：商品名为"诺通"，3 岁及以下儿童禁用，4～6 岁的儿童在医生指导下使用。
- 羟甲唑啉：商品名为"达芬霖"，2 岁及以下儿童禁用，3～6 岁的儿童在医生指导下使用。

这里要提醒家长的是，不管孩子多大，都要禁止用一种叫"萘甲唑啉"的喷剂。

◎ 慢性鼻窦炎

如果孩子鼻塞、流涕持续 3 个月以上，同时伴有头痛、嗅觉变差甚至听力下降等，就要考虑慢性鼻窦炎的可能性了。这时的用药原则如下。

（1）抗生素

除非确诊是细菌性鼻窦炎，否则不需要使用抗生素。如果确诊是细菌性鼻窦炎，建议首选阿莫西林克拉维酸钾或者头孢菌素类抗生素。

当然，也可以根据细菌培养和药敏试验结果选用抗生素，这需要医生进行专业评估。再次强调，不建议擅自选择抗生素给孩子用。

（2）糖皮质激素

可以尝试使用糖皮质激素喷雾剂。比如以下两种药物。

- 糠酸莫米松：也就是常说的"内舒拿"，2 岁以上的孩子可以使用。

- 丙酸氟替卡松：也就是常说的"辅舒良"，4 岁以上的孩子可以使用。

最后再提醒一下家长，不管是急性鼻窦炎还是慢性鼻窦炎，盐水冲洗鼻腔都是很不错的护理选择。

变应性鼻炎引起的鼻塞、流涕

如果孩子属于过敏体质，或者爸爸妈妈有变应性鼻炎，那当孩子出现长时间的打喷嚏、流涕或鼻塞的时候，比如断断续续半个多月也不见好时，我们就要怀疑变应性鼻炎的可能了。这时的用药原则如下。

◎ 糖皮质激素

变应性鼻炎首选鼻用糖皮质激素。这类药物适合 2 岁以上的孩子，而 2 岁以下的孩子患变应性鼻炎的概率较低，一般用不到激素喷雾剂。现在市面上可以用的鼻用糖皮质激素，最小可用于 2 岁以上的孩子，比如糠酸莫米松；4 岁以上的孩子可以用丙酸氟替卡松。

给药方法：具体使用方法是每天 1 ~ 2 次，每次每侧鼻孔各喷一下。情况较轻的变应性鼻炎建议连续使用至少 2 周；持续性的变应性鼻炎建议连续使用 4 周以上。

◎ 口服抗组胺药

常用抗组胺药，比如盐酸西替利嗪和氯雷他定，一般是口服使用。盐酸西替利嗪，适用于 6 月龄以上的孩子用；氯雷他定，适用于 2 岁以上的孩子。

给药方法：每天 1 次，至少连续用 2 周。

另外还有一些抗过敏药，也可以用来缓解流涕和鼻痒，但改善鼻塞的效果有限。

◎ 其他药物

除此之外，还有一些药可以选择，比如孟鲁司特钠、鼻用抗组胺药等，需要根据孩子的实际情况，评估是单独使用还是和其他药物一起使用，需要医生判断，不建议家长自行给孩子服用。

腺样体肥大引起的鼻塞、流涕

如果孩子被确诊为腺样体肥大，应遵照医生的医嘱用药，必要时可能需要外科手段解决。

服药 1 个月后如果症状好转，可以在医生的指导下减少用量。但若症状一直未能缓解，就可能需要手术，这个时候要听耳鼻喉科医生的意见，对手术不要过于排斥。

这几种药不推荐使用

有很多家长一看到孩子流涕就着急要给孩子吃药，特别是一些清热去火或者复方感冒药，甚至还会擅自给孩子服用抗生素。

当孩子出现鼻塞、流涕时，不推荐使用以下两种药。

◎ 抗生素

抗生素确实可以用，但有个前提，那就是需要医生综合评估后再用。举个例子，头孢克洛治疗细菌性鼻窦炎是有效的，但它对于治疗变应性鼻炎却无效。家长自己很难做出准确的用药判断，需要医生的帮助，才能做到对症用药。

◎ 复方感冒药

复方感冒药不建议 4 岁以下的孩子使用，前文已经提到过。另外，复方感冒药虽然能在一定程度上缓解鼻塞、流涕的症状，但有些复方感冒药会让孩子产生不良反应，风险大于受益。

出现哪些情况要及时就医?

鼻塞、流涕本身对身体并没有多大伤害,尤其是感冒时候的鼻塞、流涕,随着感冒恢复很快就会好起来。流涕的过程也是排出体内废物的过程。但如果孩子出现以下几种情况,要及时带孩子去医院,以免耽误治疗。

- 感冒伴随鼻塞、流涕症状超过 10 天仍不见好转。
- 有黄色或者绿色的脓性鼻涕,伴随发热且孩子精神状态不佳。
- 反复出现鼻涕带血。
- 孩子在某些固定的季节或者环境中就会出现打喷嚏、流涕、鼻痒等症状,需要去医院确定是否患了变应性鼻炎。

要和医生说清楚这些情况:

- 孩子开始出现鼻塞、流涕的时间,是否有打喷嚏,鼻涕的颜色,是否在夜间咳嗽加重,使用了哪些药物。
- 孩子除了流涕以外的其他症状以及严重程度。
- 孩子的睡眠、食欲,以及精神状态。
- 孩子以往是否有过类似情况,症状是否会在某个固定季节或者固定环境发作频繁。

了解这些,能帮助医生更快、更准确地判断孩子的情况,并给予相应的治疗措施。还要提醒家长的是,如果孩子单纯是鼻部症状较重,可以选择耳鼻喉科就诊,因为大多数医院的儿科缺乏检查鼻部的专门设备,有可能会妨碍医生的判断。当然,家长也可以在挂号之前咨询医院的工作人员。

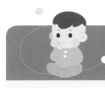

忙碌爸妈速查速记

● 孩子鼻塞、流涕原因：常见的有普通感冒或流感、细菌性鼻窦炎、变应性鼻炎，以及腺样体肥大。排除这些后，还可能是鼻腔异物、鼻孔闭锁等。

● 如果是 3 岁以下、还不会自己擤鼻涕的婴幼儿，只要注意及时帮他擦干净鼻涕、适当清洗就好；大一点的孩子，可以教他正确的擤鼻涕的方法。

● 洗鼻的方式有 4 种，按照效果显著程度依次是灌洗 > 喷鼻 > 滴鼻 > 雾化；但从舒适度来说，雾化 > 滴鼻 > 喷鼻 > 灌洗。

● 鼻窦炎引起的鼻塞、流涕，如果是细菌性的，需要在医生的指导下使用阿莫西林克拉维酸钾等抗生素；变应性鼻炎引起的鼻塞、流涕，可以用糖皮质激素或抗组胺药；腺样体肥大引起的鼻塞、流涕，建议在医生的指导下用药。

● 如果孩子因为感冒，鼻塞、流涕超过 10 天仍不见好转；或者有黄色或者绿色的脓性鼻涕，反复出现鼻涕带血；或者在固定的季节、环境中出现打喷嚏、流涕等症状，要及时带孩子去医院就医。

咳嗽

咳嗽不算疾病，而是一种症状，在孩子成长过程中很常见。很多疾病都可以引起咳嗽。每到孩子出现咳嗽，家长都想找到简单快捷的解决问题的方法，但面对孩子咳嗽，还真没有什么捷径可走。

儿童咳嗽常见的原因

如果不找到引起孩子咳嗽的原因，吃再多止咳药也是治标不治本。所以，应先判断清楚孩子咳嗽可能是什么原因引起的。

呼吸道感染

呼吸道感染分为多种情况。

◎ 普通感冒或流感

不论是普通感冒还是流感，都可能导致孩子咳嗽，同时孩子会有打喷嚏、流涕、鼻塞、发热等表现。流感的症状会表现得更严重。

如果孩子一到夜晚咳嗽症状就加重，就可能是鼻涕倒流导致的，这在有流涕、鼻塞症状的孩子中很常见，医学上叫作"鼻后滴漏综合征"。

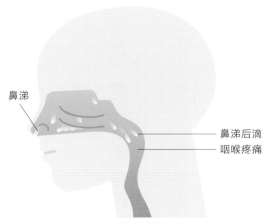

鼻涕

鼻涕后滴
咽喉疼痛

鼻涕倒流会引起咳嗽

◎ **肺炎、支气管炎**

如果孩子咳嗽持续加重，没有好转的趋势，同时呼吸频率增快、呼吸声变粗，甚至出现喘息、憋闷、咳嗽时胸痛等症状，就要及时去医院，排除肺炎和支气管炎的可能。

◎ **喉炎**

如果孩子咳嗽的时候，声音也变得嘶哑，咳嗽的声音就像小狗叫一样，与此同时，孩子吃东西、喝水也变得困难，就要高度怀疑是喉炎引发的咳嗽了。

过敏

如果孩子咳嗽超过两周不见缓解，伴有眼睛痒、流涕、打喷嚏等症状，就要高度怀疑是过敏了，尤其是对于本身就是过敏体质的孩子来说，更要多加留意。常见的引起咳嗽的变应原有花粉、尘螨、霉菌等，家长可以在孩子咳嗽发作频繁的环境中排查一下可能的变应原并进行清理，可能会帮助孩子缓解症状。

气道异物或胃食管反流

孩子咳嗽也可能是气道异物或者胃食管反流导致的。这两种情况虽然罕见，但如果孩子咳嗽长时间未见好转，也需要考虑这个可能性。对于经过各种治疗都无效的咳嗽，医生通常会建议做胸部 X 线或 CT 检查，以此排除呼吸道异物的可能。

如果孩子咳嗽的同时伴有吐奶、恶心、呕吐、反酸及呃逆等，而且嘴巴闻起来也有酸臭味儿，就要考虑咳嗽可能是胃食管反流引起的。胃食管反流指的是胃里的食物反向流到食管中，胃酸刺激喉咙引起咳嗽。婴幼儿胃肠道功能尚不完善，胃容量小，主要食物偏流质，这些因素都会导致孩子容易发生胃食管反流。

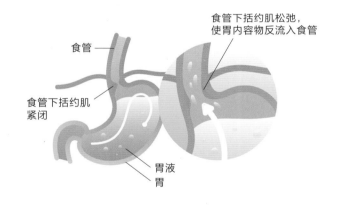

胃食管反流会引起咳嗽

儿童咳嗽的家庭护理

咳嗽的护理分为常规性护理和针对具体症状的特殊护理。其中，常规护理适用于各种原因引起的咳嗽。

适合所有咳嗽的常规护理方法

不管是什么原因造成了孩子咳嗽，家长都可以做好以下 3 件事，帮助孩子缓解咳嗽。

◎ 湿润气道

一方面，适当补液，多喝水或多喝奶。如果孩子还不到 6 月龄，可以在平时奶量的基础上，稍微多喝几次母乳；而对于 6 月龄以上的孩子，可以在满足饮奶量和辅食的基础上，多喝点水、汤、粥等。另一方面，调整室内的湿度，使之保持在 55% 左右，最好不要超过 60%，注意加湿器里要用纯净水而不是自来水。

除此以外，如果孩子咳嗽不严重，也可以在家通过雾化的方式保持呼吸道的湿润。具体的雾化方法和雾化剂选择，在后文中会详细讲述。

◎ 借助蜂蜜来镇咳

如果孩子咳嗽频繁，而且已经影响到生活或者睡眠，可以考虑给孩子口服 2 ~ 5ml 蜂蜜。这里说的口服蜂蜜是直接吃蜂蜜，而不是喝蜂蜜水。

蜂蜜止咳效果明确，且不含药物成分，相对安全。但也不要给孩子吃得太频繁，毕竟蜂蜜中糖分含量比较大，只在需要镇咳的时候偶尔服用就可以。

❗ 注意

蜂蜜只适合1岁以上的孩子服用，因为小婴儿吃蜂蜜，肉毒杆菌中毒的风险较高。而且第一次服用的时候，建议只给孩子吃一滴，观察2个小时没有异常，再继续尝试。

◎ 远离烟雾等

一定要让孩子远离烟雾等的刺激。二手烟、三手烟，都会刺激孩子娇嫩的呼吸道，有诱发哮喘的风险，所以一定要远离。

针对具体症状的护理方法

如果是特殊原因引起的咳嗽，有必要采取针对性的护理措施。

◎ 鼻涕倒流引起的咳嗽

如果是鼻涕倒流引起的咳嗽，那么解决鼻涕的问题就是重中之重。家长可以在睡前给孩子冲洗鼻腔。具体的洗鼻方法，在"鼻塞、流涕"一章有详细介绍。

另外，还可以适当改变孩子的睡觉体位，比如把上半身稍稍垫高一些，当然这个调整要以不影响孩子睡眠的舒适度为前提。

◎ 过敏引起的咳嗽

对于过敏引起的咳嗽，先要排除家里的变应原，否则用再多的抗过敏药，也是治标不治本。建议家长记录孩子每天的饮食，如果发现吃了某种新的食物之后孩子咳嗽明显加重，那么暂时就要避开这类食物。同时，家里有灰尘的地方要及时清扫，毛绒玩具也要及时清洗或者尽量避开。

养宠物的家庭要注意，如果孩子接触了宠物之后咳嗽明显加重，就要慎重考虑是否应继续养宠物了。

◎ 胃食管反流引起的咳嗽

如果是胃食管反流引起的咳嗽，就要从喂养方式上找原因。要纠正错误的喂养姿势，孩子吃奶之后记得拍嗝。

对于已经添加辅食的孩子来说，有必要重新梳理一下孩子的食谱，看看是否因为饮食安排不合理或者吃了较多零食而导致胃肠道负担加重。如果孩子在入睡后胃食管反流发作频繁、咳嗽加重，就要注意睡前两小时之内最好不要进食了。

对于饮食和生活习惯改善不佳的孩子，需要及时去医院就医评估病情，根据评估的结果采取药物治疗。

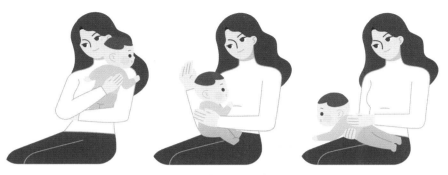

3 种正确的拍嗝姿势

如何在家给孩子做雾化？

前文我们提到过，如果孩子咳嗽不严重，可以在家护理，通过雾化来保持气道的湿润。可能很多妈妈受谣言的影响，不敢给孩子做雾化。普通感冒引起的咳嗽的确不需要做雾化，但是在一些特殊情况下，使用雾化会帮助孩子恢复得更快，也能适当缓解症状。

其实，雾化是一种快捷且安全系数较高的治疗方法。雾化用药作用部位精准，起效快，而且因为是局部用药，相对于口服或注射给药而言，用药量仅为全身用药量的几十分之一，安全性高。

◎ 雾化适用于哪些情况？

虽然雾化有很多优势，但不代表孩子一咳嗽就得做雾化。普通感冒引起的咳嗽并不需要雾化，只有一些特殊疾病、并发症，比如支气管哮喘、咳嗽变异性哮喘、喘息性支气管炎、毛细支气管炎等，或者医生听诊有喘息，孩子同时出现呼吸急促、呼吸困难或者痰液特别黏稠不容易咳出等，可以酌情考虑雾化用药。

当然，这也并不是说但凡孩子得了这些病，就一定需要雾化，还要结合医生的查体来综合评估。

如果只是感冒，即便咳嗽再剧烈，雾化用药的效果也不会特别明显。对症用药才是最好的治疗。

◎ 雾化剂属于处方药，需要医生开具

虽说雾化安全性较好，但雾化药大多是处方药，不适合自行选择。这里简单介绍一下两大类常用雾化药，让家长心里有数。

第一种是糖皮质激素类药：比如常用的吸入用布地奈德混悬液，商品名为普米克令舒。

第二种是平喘药：常用的有沙丁胺醇、特布他林、复方异丙托溴铵等，商品名分别是万托林、博利康尼和可必特。

至于到底选择哪种，每天几次，每次多少剂量，一共要做多少天，每个孩子情况不一样，再加上雾化药本身是处方药，所以用药的具体方法，医生会给予指导。

虽然雾化用药是处方药，但不代表雾化不能在家里完成，只要买一个合格的雾化器，把药带回家，既省了跑医院做雾化的辛苦，又能防止交叉感染。

◎ 如何选择合适的家用雾化器？

怎样的雾化器才算是合格的家用雾化器呢？理想的家用雾化器要求雾化颗粒大小合适，药量残留少，噪声低，出雾快，安全性高，使用方便等。

目前市面上常见的 3 种类型如下。

第一类，喷射式雾化器，也叫空气压缩雾化器，是家长们经常选的一类雾化器。它性价比高，缺点是需要电源，噪声和体积都比较大，不适合外带。可以购买。

第二类，振动筛孔雾化器，采用有孔的膜产生的气溶胶，微粒大小稳定。可以选择。

第三类，超声波雾化器，这种机器容易使药物变性，影响治疗效果。不推荐。

◎ **雾化前要做哪些准备？**

雾化药物和雾化器都准备到位了，就可以在家做雾化了。虽然孩子做雾化不会感到痛，但有的孩子对这个"冒烟的机器"会感到害怕，或是无法做到 10 ~ 15 分钟甚至更长时间内保持不动，中间难免哭闹。孩子哭闹时吸气短促，雾化的药物微粒几乎无法被传送到肺部，大部分吸入的药物沉积在上呼吸道或咽部，然后被吞下，达不到效果。

建议家长可以提前做以下准备工作，以使整个雾化过程更顺利。

- 餐后一小时再进行雾化，以免诱发呕吐。
- 雾化前用清水给孩子漱口，注意清除口腔内的分泌物和食物残渣等。
- 雾化前用清水洗脸，脸上不要涂抹任何油性面霜，以免增加皮肤吸收药物的可能。
- 每次雾化的药量控制在 3 ~ 4ml，药量不足时可以用生理盐水补足。
- 每次雾化时间以 15 分钟左右为宜。
- 雾化之后要洗脸，尤其是用了普米克令舒这类激素类雾化药后。

如果孩子比较抗拒做雾化，可能只是因为对雾化器这个"大家伙"比较陌生，那么家长可以在做雾化之前，让孩子熟悉一下雾化器，比如把面罩拿给他玩等，让孩子慢慢适应、熟悉雾化器。

孩子咳嗽，该如何科学用药？

虽然介绍了孩子咳嗽家庭护理的有效方法，但还是经常有妈妈会咨询医生："我家孩子咳嗽了，这个药能不能吃？"关于孩子咳嗽，用药原则如下。

有针对性地用药、不要滥用止咳药

先来了解下咳嗽用药的基本原则。普通感冒引起的咳嗽大多数不需要吃药，但如果被医生诊断为细菌感染、支原体感染、过敏性咳嗽、咳嗽变异性哮喘等疾病时，就要考虑用药了。不过，有一点可以肯定的是，即便吃药，也是在明确孩子咳嗽的病因之后，有针对性地用药，而不是一咳嗽就吃止咳药。滥用止咳药不但治标不治本，有时候还会起反作用。

推荐的两种药物

◎ 抗过敏药

如果是过敏引起的咳嗽，比较常用的是第二代抗组胺药。不同年龄的孩子，用药方法有差异。

- 6 月龄以下：过敏性咳嗽非常少见，根据医嘱使用药物。
- 6 月龄～2 岁：推荐用盐酸西替利嗪滴剂，商品名为仙特明。
- 2 岁以上：推荐用氯雷他定糖浆，商品名为开瑞坦。

根据孩子的实际病情，有时候医生也会推荐孟鲁司特钠，商品名为顺尔宁。

◎ 抗生素

呼吸道感染以病毒感染为主，而抗生素对病毒感染无效，所以真正用抗生素的时候并不多；对于非感染性的咳嗽，比如过敏引起的咳嗽，吃抗生素就更没有用了。如果确认是细菌感染等引起的咳嗽，才可以在医生的指导下使用适合孩子的抗生素。

常用于治疗儿童上呼吸道感染的抗生素包括青霉素类和头孢菌素类抗生素。如果孩子对这两类药物过敏，也可以选择阿奇霉素或克林霉素等。

如果是支原体感染引起的咳嗽，经医生评估后需要使用抗生素，通常首选阿奇霉素。阿奇霉素常用的使用方法分为"三日疗法"和"五日疗法"。服用剂量按照孩子的实际体重来计算。

- 三日疗法：每次 10mg／kg，每天 1 次，连续服用 3 天。
- 五日疗法：第 1 天 10mg／kg，第 2～5 天 5mg／kg，同样是每天 1 次。

比如，孩子体重为 12kg，如果采用三日疗法的话，孩子就每天服药 120mg，连服 3 天；如果采用五日疗法的话，孩子就在第 1 天服药 120mg，在第 2～5 天每天服药 60mg。

> **⚠ 注意**
>
> 具体抗生素的选择要以医嘱为准，一方面抗生素是处方药，非专业人士不具备这方面的知识，无法做到合理选择；另一方面，医生会根据当地的流行病学特点，比如分析致病菌的类型，进而给出合适的抗生素选择。

儿童咳嗽常用药物

引起咳嗽的原因／使用药物	呼吸道感染	过敏
抗生素	病毒感染不需要；细菌感染推荐青霉素类或头孢菌素类；支原体感染推荐用阿奇霉素	不需要
抗过敏药	不需要	常用第二代抗组胺药，如盐酸西替利嗪、氯雷他定

孩子咳嗽，这几种药不能吃

◎ 止咳药

第一类不推荐的药就是所谓的"止咳药"，比如含有可待因、福尔可定、右美沙芬等成分的药物。这些药物属于中枢性镇咳药，不仅治标不治本，而且有可能引起呼吸抑制，一般不建议儿童使用。

含福尔可定、右美沙芬的药不建议 4 岁以下孩子使用；而含有可待因的
药，除了有呼吸抑制的风险，还有成瘾性，我国禁止 12 岁以下儿童使用。

如果已经给孩子吃了止咳药，之后就要尽量避免同时服用任何化痰药，
比如盐酸氨溴索、乙酰半胱氨酸等，以免导致痰液排出困难进而影响呼吸。

◎ 复方感冒药

第二类不推荐的药就是各种复方感冒制剂。小快克、护彤、好娃娃及优
卡丹等，都属于复方感冒药，大多数对咳嗽没有直接疗效。即便里面有镇咳
成分，也都是右美沙芬和福尔可定这种中枢性镇咳药。所以，相比单独成分
的中枢性镇咳药，成分复杂的复方感冒药更加不被推荐。

更重要的是，即使这类药能起到一定治疗效果，它可能带来的风险也更
大。所以，如果不了解这些复方制剂里所有成分的药效和适用年龄，最好不
要擅自给孩子服用。

◎ 抗病毒药

常见的容易滥用的抗病毒药有利巴韦林和干扰素等。大多数病毒感染引
起的咳嗽会在两周以内自行缓解，不需要额外服用抗病毒药物。如果孩子咳
嗽时间超过两周，需要确认是否有其他并发症。

出现哪些情况要及时就医？

咳嗽是排痰的过程，也是很多疾病恢复的必经阶段，大多数情况下，通
过科学的家庭护理和适当用药，都是可以好转的。但在有些情况下，也要考
虑及时就医，比如以下几种情况。

- 如果是普通感冒引起的咳嗽，咳嗽频繁且超过一周不见好转，或者超
过两周以上没有恢复，稳妥起见，需要找医生看一下。
- 孩子咳嗽的同时出现喘息、憋闷、呼吸频率明显增快，咳嗽的时候发

出类似于狗叫的声音（医学上称为"犬吠样咳嗽"），声音嘶哑，需要及时就医。

- 孩子先有咳嗽症状，稍后发热；或者咳嗽同时发热，退热一段时间后再次反复发热；又或者孩子咳嗽同时发热，超过 3 天仍不能退热，就需要去医院评估病情。在医生查体时，要结合血常规检查、支原体筛查等来判定是否有细菌或者支原体感染。
- 孩子咳嗽的同时，精神状态很差，哭闹不止或者精神萎靡、嗜睡等。

要和医生说清楚这些情况：

- 孩子开始咳嗽的时间，咳嗽的频率，咳嗽的严重程度，白天和夜间咳嗽的严重的程度是否有很大差别，是否有喘息，服用了哪些药物。
- 孩子除了咳嗽以外的其他症状及严重程度。
- 孩子睡眠、食欲、精神状态如何。
- 孩子生病之前是否接触过有类似症状的人。

忙碌爸妈速查速记

● 孩子咳嗽的原因主要有呼吸道感染、过敏，以及不常见的情况如气道异物、胃食管反流。

● 孩子咳嗽常规的护理方法主要注意三方面：补液、调整空气湿度、雾化，以保持气道湿润；1 岁以上的孩子如果咳嗽严重，还可以口服蜂蜜来镇咳；注意远离烟雾等。

● 对于鼻涕倒流引起的咳嗽，可以在睡前给孩子冲洗鼻腔，还可以在不影响舒适的前提下，适当改变孩子睡觉的体位。

● 如果是过敏引起的咳嗽，要远离变应原，并记录孩子每天的饮食，如果咳嗽加重，要及时避开相应的食物，同时注意保持家里的清洁。

● 雾化是一种安全、快捷的治疗方法。雾化所用的药物一般属于处方药，需要在医生的指导下使用，不能自行用药。

● 如果是过敏引起的咳嗽，可以使用第二代抗组胺药；如果确认是细菌感染引起的咳嗽，可以在医生的指导下使用抗生素。

● 所谓的止咳药治标不治本，还可能引起呼吸抑制，不建议使用。

● 如果孩子咳嗽超过一周不见好转，或者超过两周未痊愈，或者孩子咳嗽的同时出现喘息、憋闷、呼吸频率明显增快等症状，建议及时带孩子就医。

第三章

呼吸系统其他
常见症状与疾病

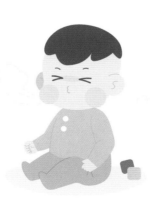

有痰

孩子有痰的时候，应该怎么办呢？要解决这个问题，首先要知道孩子有痰的原因，否则家长就很容易做一些治标不治本的"无用功"。那才是真正给自己和孩子"添麻烦"。

儿童有痰的常见原因

呼吸道感染

大多数情况下，痰液变多都是呼吸道感染引起的，比如普通感冒、支气管炎及肺炎等。

鼻涕倒流

如果孩子痰液变多的同时，还伴有鼻塞、流涕，而且躺下的时候呼吸声变大，像是在打呼噜，或者感觉有痰堵在喉咙里，就要怀疑可能是鼻涕倒流了。另外，若是孩子一到晚上咳嗽就变严重，也要考虑这个原因。

过敏

这种情况可能不是很好辨别，过敏体质的孩子要多留意这个情况。如果孩子长时间咳嗽咳痰不见好转，就要怀疑是过敏引起的了，比如过敏性支气管炎、过敏性咳嗽等。

喉软骨发育不良

如果孩子出生后不久，喉咙就有明显的痰音，而且这种痰音在吃奶或大哭的时候会加重，但孩子并没有其他问题，很可能是喉软骨发育不良。喉软骨发育不良是一种先天性发育不良，很多家长可能没听说过这种情况，容易忽视，也容易造成滥用化痰药的情况。

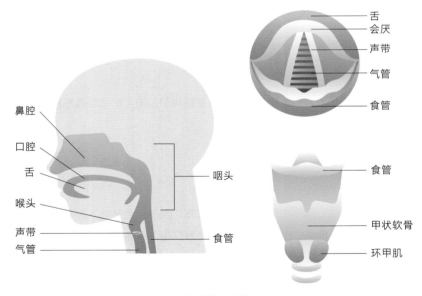

喉部结构示意图

儿童有痰的家庭护理

这 4 种情况，需要对症护理

如果是特殊原因引起的痰液变多，我们就有必要采取有针对性的护理措施了。

◎ 呼吸道感染：谨慎使用化痰药

对于呼吸道感染所引发的痰液变多，需要根据孩子的状态，权衡是否使用化痰药。不建议家长自行给孩子服用化痰药。

◎ 鼻涕倒流：冲洗鼻腔

鼻涕倒流引起的痰液变多，具体要分两种情况来看。

- 情况较轻：不用特殊处理。如果鼻涕倒流引起的痰液变多没有严重影响孩子的生活和睡眠，就不用特殊处理。一般等孩子鼻涕变少，喉咙有痰的问题也就迎刃而解了。
- 情况严重：冲洗鼻腔。如果孩子鼻塞、流涕比较严重，已经影响到生活和睡眠了，建议家长去药店买生理海盐水的鼻喷雾或者滴剂，帮助孩子冲洗鼻腔。

这种情况只要鼻腔的问题解决了，痰的问题自然也就解决了。

◎ 过敏：进行抗过敏治疗

对于过敏所引发的痰液变多，可以考虑进行抗过敏治疗。在远离变应原的同时，需要给孩子服用抗过敏药，一般首选第二代抗组胺

❗注意

不要孩子一有痰就给他服药。在没弄清楚原因的情况下，就给孩子服用化痰药、抗生素，不但解决不了问题，还可能影响孩子的健康。

药，比如盐酸西替利嗪滴剂（商品名为仙特明，适合 6 月龄以上的孩子），或者氯雷他定糖浆（商品名为开瑞坦，适合 2 岁以上孩子）。

当然了，同时还要根据实际情况，综合评估是否需要其他治疗方案的配合。

◎ 喉软骨发育不良：如果孩子无特殊症状，不必处理

喉软骨发育不良而导致的痰变多，只要孩子没什么特殊症状，就不用额外做什么，也不需要特别多喝水等。

家庭常规护理方法

针对鼻涕倒流、过敏、感染等引起的痰变多，除了上述必要的对症护理措施外，在家护理方面还有以下两点建议。

◎ 调整室内湿度

一般来说，室内湿度控制在 55% 左右比较合适，最好不要超过 60%，因为湿度过高，可能会增加室内长霉菌的概率。另外，在家中使用加湿器的时候，注意要用纯净水，而且记得每天都要清洗加湿器。

◎ 适当增加液体补充

如果孩子还不到 6 月龄，可以在平时奶量的基础上，根据实际情况适当增加孩子的母乳摄入量，但不要强迫孩子。而对于 6 月龄以上的孩子，可以在满足饮奶量和辅食的基础上，适当增加水、汤、粥等。

拍痰并不能解决问题

说到有痰，很多妈妈都会问"拍痰"的效果。说实话，给孩子拍拍背，缓解一下家长的焦虑倒是可以的，但要是想单靠拍背就把气管或者喉咙里的

痰拍出来，是非常难的一件事，没有任何权威医学研究证明这个方法有效果。

化痰不是一两天的事情，这里介绍的这些方法，虽然没有立竿见影的效果，但如果能坚持做，孩子每天都会比昨天好一点。

孩子有痰，该如何科学用药？

孩子真正需要用化痰药的时候其实并不多。除了前面提到的鼻涕倒流、过敏及喉软骨发育不良等情况，如果孩子属于以下 3 种情况，即便有痰，也不用急着给他吃药。另外，不管痰液是白色还是黄色，只要是能吐出来的痰就是"好痰"，不需要"化"，也不需要吃药。

即便有痰，这 3 种情况也不需要吃药

- 孩子不到 6 月龄，咳嗽之后偶尔会恶心、呕吐，而吐出来的消化物里也确实有像痰一样的东西。这其实是一种孩子排痰的方法，这种痰液一般都比较稀，容易排出来。这种情况下，即便孩子有痰音，也不需要用任何化痰药。

- 孩子 6 月龄以上，咳嗽之后会有恶心、下咽的动作，咳嗽之后痰音明显减轻。虽然孩子没有把痰吐出来，但有恶心、下咽的动作，就代表痰液被咽进了消化道。进了消化道的痰液大多会被胃酸灭活，不会伤害到身体，不用担心。所以，这种情况也不需要服用化痰药。

- 大一点的孩子，比如 3 岁以上的孩子，可能就会自己吐痰了。

！注意

家长一定要知道，所有化痰药对于1岁以下的孩子，都是没有确切的安全性证据的。所以，如果孩子还不到1岁，对于化痰，应首选家庭护理。

可以使用化痰药的情况

如果痰液已经影响到了孩子的正常呼吸，同时痰液比较黏稠、不容易咳出来，明显能听到孩子嗓子里发出打呼噜一样的声音，感觉有痰在呼吸道里，但咳嗽之后这个声音并没有减轻，孩子也没有恶心或者下咽的动作。这种时候可以使用一些化痰药，让痰液更加稀薄，更容易排出一些。

客观地讲，日常的呼吸道感染中，这种情况非常少见。医生在日常门诊中经常发现很多化痰药都被滥用了。

孩子有痰，这两种药不能用

我们一再强调，绝大多数情况下，孩子咳嗽是不需要使用化痰药的。化痰药并不像我们理解的那样可以直接把痰"化掉"，更不会让痰凭空消失，吃错了反而会引起不良反应。孩子痰多的时候，明确不要用以下两种药。

◎ 中枢性镇咳药

中枢性镇咳药常见的有右美沙芬、福尔可定、可待因等。服用这类药，可能引发呼吸中枢抑制的不良反应，也容易引起孩子呼吸困难。

这个不难理解，试想一下，咳嗽是排痰的主要方式，咳嗽被抑制了，痰就排不出来了，这对孩子来说，应该不是件好事吧？如果之前已经给孩子服用了这类药，先别慌，注意接下来不要再额外给孩子服用任何化痰药即可，以免加重痰液蓄积的风险。

◎ 复方化痰药

复方化痰药常见的有易坦静、克洛己新、右美沙芬愈创甘油醚等。不论什么情况下，复方制剂都不是孩子用药的首选。多一种成分就多一种用药风险。要尽量针对孩子的具体情况，选择单一成分的药。

出现哪些情况要及时就医？

痰是病原体被人体消灭之后产生的废物，是需要排出来的。大多数情况下，随着体内的病原体被消灭，痰自然也会逐渐减少直到消失，不需要做什么特别的处理。但如果出现了以下几种情况，要及时就医。

- 如果孩子咳痰的症状超过一周不见好转，或者超过两周没有痊愈，稳妥起见，需要去医院请医生看一下。
- 孩子咳痰的同时痰中带血，或者出现喘息、憋闷、呼吸频率明显增快，或者咳嗽时有类似狗叫的声音（医学上称"犬吠样咳嗽"），声音嘶哑，又或者感觉孩子喉咙里有东西堵着导致呼吸费力等，需要及时就医。
- 孩子先有咳嗽咳痰症状，稍后发热；或者咳嗽咳痰与发热同时出现，退热一段时间后再次发热；又或者孩子咳嗽同时发热，超过 3 天仍不能退热，要去医院评估病情。
- 孩子咳大量黄色脓痰的同时伴随发热，且精神状态不佳，需要去医院排除一下细菌感染。
- 孩子咳痰的同时，精神状态很差，哭闹不止或者精神萎靡、嗜睡等。

要和医生说清楚这些情况：

- 孩子开始咳痰的时间，开始发热的时间，咳嗽的频率，痰液的颜色，是否有喘息，服用了哪些药物。
- 孩子除了咳嗽以外的其他症状以及严重程度。
- 孩子睡眠、食欲、精神状态如何。

另外，还有一点需要家长做好心理准备，那就是普通感冒引起的咳嗽咳痰，会在整个疾病的第 3 ~ 5 天呈现加重趋势，很多家长会因为发现孩子咳嗽频繁且大量咳痰而非常紧张。其实，这时候只要孩子精神状态好，吃、睡、玩都没受到太大的影响，没有发热，没有其他严重症状，就不需要特别担心。因为这是疾病发展的正常过程，这时候通常不需要就医。

忙碌爸妈速查速记

● 孩子有痰时，不能乱吃药，家长需要了解清楚病因，再对症处理。呼吸道感染、鼻涕倒流、过敏、喉软骨发育不良，这4种情况都有可能导致孩子痰液变多。

● 除了针对症状进行护理，将室内湿度控制在55%左右和给孩子适当补充液体，都是非常有用的护理方法。

● 拍痰并不能解决孩子有痰的问题，化痰也不是一两天的事情，要有耐心。

● 不管痰液是白色还是黄色，只要能吐出来的痰就是"好痰"，不需要"化"，也不需要吃药。绝大多数的情况下，孩子是不需要使用化痰药的。

● 如果痰液已经影响到孩子正常呼吸，痰液多且黏稠，排不出来也咽不下去，就应该在医生的指导下用药，切忌自行给孩子买化痰药服用。

● 中枢性镇咳药容易引发呼吸困难，不推荐使用。

● 普通感冒引起的咳嗽咳痰，可能会在整个疾病的第3～5天呈现加重趋势，但只要孩子精神状态好，没有其他严重的症状，就不需要太过担心。这是正常的排痰过程，通常不需要就医。

肺炎、支气管炎

孩子一咳嗽，有些家长就开始担心，我家孩子是不是得肺炎了？诚然，除了咳嗽，有的孩子还会出现呼吸急促和呼吸困难，而且症状的持续时间也会相对长一些，但大多数孩子都恢复得不错，家长不用过于焦虑。但如果真的有肺炎和支气管炎的问题，我们也不能轻视。

儿童肺炎、支气管炎的常见原因

咳嗽和发热不会引起肺炎、支气管炎

很多妈妈经常会问："医生，我家孩子一直发热，还咳嗽，会不会咳成肺炎呀？我好担心！"其实，我们常说的感冒，属于上呼吸道感染，而肺炎、支气管炎则属于下呼吸道感染。肺炎、支气管炎的发生原因复杂，很多时候是在感冒之后并发的，也有的时候是作为单独的疾病过程出现的。那么，如何才能避免感冒发展成肺炎或支气管炎呢？

疾病的发生发展千变万化，个体差异也很大。但可以肯定的是，咳嗽和发热本身不会引起肺炎、支气管炎。引起肺炎和支气管炎的，归根结底，还是病原体，比如细菌、病毒、支原体等。

所以，很多人以为的"发热会烧成肺炎""咳嗽会咳成肺炎"的说法是不正确的。好在肺炎、支气管炎也没有我们想象得那么可怕，只要及时发现、及时就医，基本预后都是好的。

如何判断孩子是否得了肺炎、支气管炎？

很多孩子得了普通感冒，也会有一个咳嗽咳痰加重的过程，我们又该怎么辨别到底是发生了肺炎、支气管炎，还是这只是孩子感冒恢复期的正常表现呢？

这里有两个方法可以用来协助判断。因为下呼吸道感染最显著的特征是会影响到孩子的呼吸情况，所以，家长可以通过孩子的呼吸频率和呼吸状态来判断。

◎ 观察孩子呼吸频率是否增快

呼吸频率是最好识别的一个特征。家长可以观察孩子的呼吸频率是否增快，如果明显增快，需要及时去医院评估病情。如何才算呼吸频率增快呢？可以参考下面表格中的标准。呼吸频率增快的孩子，需要及时就医。

不同年龄段孩子呼吸增快的标准

年龄	每分钟呼吸次数
2 月龄以下的孩子	≥ 60 次
2 ~ 12 月龄的孩子	≥ 50 次
1 ~ 5 岁的孩子	≥ 40 次
5 岁以上的孩子	≥ 30 次

观察孩子的呼吸频率，可以通过观察睡眠时孩子腹部每分钟起伏的次数，或者孩子在安静状态下每分钟的呼吸次数来判断。注意不要在孩子大哭，或者剧烈活动之后去计数。在孩子不知情的情况下默默计数就好。盯着孩子计数，会使孩子紧张，进而导致数值参考意义不大。

◎ 注意观察孩子的呼吸状态

另外一个判断方法是观察孩子的呼吸状态，尤其是是否出现呼吸费力的表现和"三凹征"。"三凹征"是指孩子在吸气时，胸骨上窝、锁骨上窝以及胸骨下窝都会出现明显的凹陷，严重时肋间隙也会随着呼吸出现明显凹陷。

再次强调，以上这些方法只是能帮助家长判断孩子疾病的严重程度，真要做诊断，还是要靠医生。

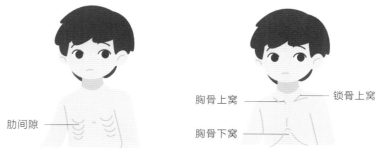

胸骨上窝 —— 锁骨上窝

肋间隙 ——

胸骨下窝

"三凹征"示意图

儿童肺炎、支气管炎的家庭护理

孩子如果得了肺炎、支气管炎，其家庭护理方法和孩子咳嗽时的护理方法相似，也分为对症护理和常规护理两种。

常见症状的对症护理

如果孩子有鼻塞、流涕、打喷嚏，可以用生理海盐水冲洗鼻腔，具体的洗鼻方法可以参考"鼻塞、流涕"一节。

如果孩子咳嗽严重到影响睡眠，建议及时就医，同时根据孩子的年龄采取合适的护理措施。比如，6 月龄以下的孩子可以多喝一些母乳；6 月龄以上的孩子，除了喝母乳外，可以适当多补充液体，像喝粥、汤等；1 岁以上的孩子，可以偶尔尝试用 2 ~ 5ml 的蜂蜜来止咳。

如果孩子发热，家长就要给孩子穿薄厚合适并且宽松的衣物，方便散热，最好是以背部温热、不出汗为准。详细的护理方法，也可以查看"发热"一节内容。

家庭常规护理方法

常规的护理方法前文中几次提到过。但越是常规的护理，看上去简单，实际操作时越容易被家长忽视。这里还要提下最重要的几点常规护理。

- 让孩子多休息，保证充足的睡眠，家里尽量不要接待客人，也不要带孩子去人多、不通风的地方。
- 因为孩子生病期间胃肠道功能会减弱，所以饮食上尽量给孩子提供一些易消化的、营养丰富的食物，每次可以少吃一点，适当多吃几餐。当然，如果孩子食欲不好，也不要强迫他进食，否则会增加孩子的胃肠道负担。
- 这个时候湿润气道依然很重要。一方面，可以多补充液体；另一方面，要注意保证家里的温度、湿度适宜，尤其是湿度，最好调整在 55% 左右。
- 要避免孩子接触二手烟、三手烟。

儿童肺炎、支气管炎，该如何科学用药？

如果孩子得了肺炎、支气管炎，很多妈妈都会问："我能给孩子吃点什么药？需不需要带他去医院输液呢？"

把握用药基本原则

◎ 肺炎可能需要用药

如果孩子被诊断为肺炎，可能需要用药。具体是口服、注射还是雾化，需要根据医嘱来执行。肺炎的诊断与用药复杂，家长无须掌握得十分清楚，听从医生的建议就好。但如果是轻症或发病初期无细菌感染证据的病毒性肺炎，应避免使用抗生素类药物。

◎ 大部分支气管炎可以自愈

大部分的支气管炎都是病毒性的，和病毒性感冒一样，属于自限性疾病，只不过支气管炎病程略长，一般两周左右可以自行恢复，很少会超过三周。

这种时候，不需要吃所谓针对支气管炎的药物，只需要对症用药就可以了，比如发热使用退热药，咳嗽伴随喘息可以用雾化药等。如果确认支气管炎合并细菌感染，再遵医嘱，考虑使用抗生素。

具体用药方法

治疗肺炎和支气管炎，要按照医生的综合评估，针对症状，使用有效成分单一的药物。

◎ 对症用药

如果需要抗感染治疗，要根据医生的推荐，选择适合的抗生素。比如，细菌感染，大多选用头孢菌素类抗生素；支原体感染，大多首选阿奇霉素。

如果咳嗽的同时伴有喘息，可以根据医嘱，给孩子使用口服或雾化的平喘药物，比如口服丙卡特罗或者雾化给予沙丁胺醇、特布他林、异丙托溴铵等。

关于这部分的用药，家长了解一下就可以了。因为这里面涉及的药大多数都是处方药，超出了家长可以自行判断使用的范围。

◎ 药物雾化

关于雾化的详细内容参照本书第 59 页"如何在家给孩子做雾化？"。

什么情况下需要输液?

对于比较严重的病情,比如肺炎高热不退,或者医院检查表明孩子需要尽快用药,又或者孩子服用口服药之后情况仍不见好转,建议输液治疗。

最常用到的输液药物就是抗生素。比如,严重的细菌感染可能会用青霉素类、头孢菌素类抗生素,严重的支原体感染可能会使用注射用阿奇霉素等。

当然,根据实际情况的需要,在控制感染的同时也可考虑加用激素类制剂。至于是否加用,需要医生根据孩子的实际情况来决定。

孩子肺炎、支气管炎,这几种药不推荐

如果孩子得了肺炎、支气管炎,在用药的过程中还要注意有些药不能用。

◎ 中枢性镇咳药

可待因、福尔可定、右美沙芬等都属于这一类药物。镇咳药大多数是治标不治本,有时候不但不治本,还可能掩盖实际病情,延缓疾病的康复。更重要的是,这类药有呼吸抑制的风险,4 岁以下儿童不建议使用。另外,镇咳药还会阻碍痰液的排出,加大呼吸困难的风险。

◎ 发生病毒性支气管炎时,不推荐用抗生素

抗生素大多对细菌感染有效,对病毒感染无效,而大部分的支气管炎都是病毒性的,这个时候用抗生素不仅没有什么帮助,还会造成抗生素滥用,增加用药风险。

出现哪些情况要及时就医？

肺炎、支气管炎需要就医的情况和咳嗽需要就医的情况相似，同时还需要重点关注呼吸频率。

- 咳嗽严重或病程超过一周不见好转，或者超过两周没有痊愈，稳妥起见，需要去医院找医生诊断一下。
- 孩子出现喘息、呼吸费力、呼吸频率明显增快，咳嗽的时候有类似于狗叫的声音（医学上称为"犬吠样咳嗽"），有声音嘶哑等，需要及时就医。
- 孩子先有咳嗽症状，稍后发热；或者咳嗽同时发热，退热一段时间后再次反复发热；又或者孩子咳嗽同时伴有高热，超过 3 天仍不能退热，要去医院评估病情，请医生查体，必要时按照医生建议进行一些检查来判定是否合并细菌感染等。
- 孩子精神状态很差，哭闹不止或者精神萎靡、嗜睡等。

要和医生说清楚这些情况：

- 孩子的主要发病过程，呼吸频率，曾经使用了哪些药物。
- 孩子除呼吸频率增快以外的其他症状以及严重程度。
- 孩子睡眠、食欲以及精神状态如何。

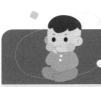

忙碌爸妈速查速记

● 咳嗽和发热常常只是肺炎、支气管炎的症状，应关注到底是什么病原体引起的疾病。

● 肺炎和支气管炎属于下呼吸道感染，下呼吸道感染最显著的特征是会影响到孩子的呼吸情况。

● 如果孩子出现鼻塞、流涕、打喷嚏等症状，可以用生理海盐水洗鼻，适当增加母乳或水的摄入，以缓解症状，让孩子觉得舒服一点。

● 肺炎需要在医生的指导下用药，但如果是轻症或发病初期无细菌感染证据的病毒性肺炎，应避免使用抗生素。大部分的支气管炎都可以自愈，只需要对症用药就可以。如果需要药物治疗的话，首要原则就是针对症状，使用有效成分单一的药物。根据实际情况，也可以采用雾化和输液的方式治疗。

● 对于肺炎和支气管炎，不推荐使用中枢性镇咳药。

● 如果孩子咳嗽严重或病程超过一周不见好转，超过两周没有痊愈，又或者孩子咳嗽的同时，出现喘息、憋闷、呼吸频率明显增快等症状，建议及时带孩子去医院。

● 如果孩子咳嗽的同时出现高热，并且发热反复或者不能退热，也建议去医院进行综合评估，结合检查确定孩子是否有细菌感染或者支原体感染。

扁桃体炎

扁桃体是一个淋巴器官，是免疫系统的一部分，我们可以把扁桃体理解为人体的第一道防线。当细菌、病毒等病原体侵袭性强或者人体抵抗力降低时，就有可能发生扁桃体炎。

儿童扁桃体炎的常见表现

事实上，几乎所有的孩子都经历过扁桃体发炎。如果出现下面提到的 3 种表现，家长就应该警惕孩子是否发生了扁桃体炎。

孩子自诉咽喉痛

大一点的孩子可以明确说出来疼痛的部位，还不太会说话的孩子会有食欲减退、流口水甚至拒绝食物、不吞咽的表现。

扁桃体红肿

大一点的孩子如果能够很好地配合，在他张嘴压低舌头说"啊"的时候，可以看到扁桃体明显肿大、变红，甚至化脓。

但是，3 岁以下孩子的扁桃体，通常处于生理性肿大的状态。所以，仅凭扁桃体肿大这一点，不足以判断为扁桃体炎，尤其是对 3 岁以下的孩子。

假如孩子虽然看上去扁桃体有点肿大，但是没有任何不舒服的感觉，食欲正常，咽喉不痛，呼吸正常尤其是夜间呼吸正常，多半就属于生理性肿大。

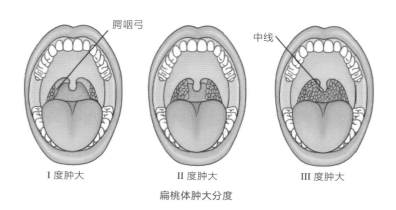

Ⅰ度肿大　　　　Ⅱ度肿大　　　　Ⅲ度肿大

扁桃体肿大分度

细菌性扁桃体炎大多伴有化脓，但这并不代表肉眼观察扁桃体时发现有白色脓点就一定是细菌感染。病毒感染也可能会有渗出物，比如 EB 病毒感染。到底是细菌感染还是病毒感染需要医生结合发病过程、症状，以及一些实验室检查综合判定，不适合家长自行判断。

部分细菌性扁桃体炎和病毒性扁桃体炎可以通过肉眼初步进行区别。

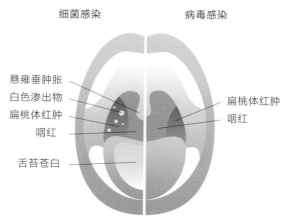

部分细菌性扁桃体炎和病毒性扁桃体炎肉眼可见的区别

发热

扁桃体发炎的孩子有的时候会发热，但是不绝对，发热有可能是高热，也可能是低热，还有可能不发热。

儿童扁桃体炎的家庭护理

大多孩子的扁桃体炎会在发病的第 3 ~ 5 天自行康复。家长可以针对症状进行护理，让孩子更舒服地度过发病期。

儿童扁桃体炎的护理方法和普通感冒的护理方法类似。针对扁桃体炎的 3 种常见症状，具体的护理方法如下。

咽喉痛的护理方法

可以教孩子用生理盐水漱口、漱喉咙，多喝水，多摄入液体；也可以适当给孩子吃一些凉的东西如冰激凌，或喝点冷饮，有助于缓解咽喉不适的感觉。咽喉痛得厉害时，还可以用药物来止痛，具体选什么药物，后文会介绍。

发热的护理方法

前文已提到过，发热时贴退热贴、温水浴、温水擦身等物理降温手段，现在都是不推荐的。一方面是没有证据显示这些做法有效，另一方面是孩子生病时需要休息，这些物理降温手段难免折腾孩子，反而可能让孩子更不舒服。

家长可以做的，是适当让孩子多喝水，补充液体，这样不仅可以预防脱水，还能增加孩子的出汗量和尿量，以此带走身体的一些热量。另外还要强调别给孩子穿太多衣服。捂汗不但没有科学依据，还容易让孩子体温升高，严重的时候会发生"捂热综合征"，危及孩子生命。

孩子食欲下降怎么办？

因为吞咽的动作会造成疼痛感加剧，很多孩子都会出现食欲减退，甚至拒食。家长可以给孩子准备些软滑、易吞咽的食物，也可以把食物做得凉一些，来减轻孩子吞咽的疼痛感。布丁、米糊、鸡蛋糕、凉酸奶等，都是比较好的选择。也可以问问孩子自己喜欢吃什么、喝什么，顾及下孩子的口味。只要是利于健康的、有营养的、适合孩子年龄的食物都可以选择。不要给孩子吃烧烤、煎炸食物，也不要吃过于油腻以及辛辣的食物。

儿童扁桃体炎，该如何科学用药？

大多数扁桃体发炎都属于自愈性的，但有的时候也要使用药物，不能让孩子一味硬挺。

把握用药的基本原则

治疗扁桃体炎的用药原则，可以概括为四个字——对症用药。基本上所有可以自愈的疾病都可以遵循这个原则，如发热可以用退热药、咽喉痛可以使用镇痛药。常用的儿童退热药，对乙酰氨基酚和布洛芬，兼具退热、止痛两种功能。

应对扁桃体炎，可以准备这两种药

◎ 解热镇痛药

不论是发热，还是疼痛，都可能要用到解热镇痛药。一般来说，如果孩子的腋下温度超过 38.5℃，或者虽然未到 38.5℃但有不舒服感觉或情绪不高，又或者虽然孩子没有发热但咽喉痛显著导致食欲严重下降，都可以用解热镇痛药来缓解症状。常用药物是我们熟悉的对乙酰氨基酚或布洛芬。这两种药的具体用法详见"发热"一节。

◎ 抗生素

大多数扁桃体发炎都不需要使用抗生素。如果做了快速链球菌抗原检测或者咽拭子培养，确诊是细菌感染导致的扁桃体炎，才需要在医生的指导下使用抗生素。

医生通常会给予阿莫西林克拉维酸钾或者阿莫西林这两种药物。一般疗程是 10 天，但具体的用法用量，不同体重和不同病情严重程度的孩子略有差异，这里就不具体介绍了，实际使用时听医生的就好。

如果确定要用抗生素治疗细菌感染引起的扁桃体炎，就一定要用足量、用足疗程。不要一见孩子好点了，就擅自减量和停药。这样有可能会导致细菌杀灭不彻底，进而使疾病复发。对青霉素类过敏的孩子禁用阿莫西林，可以在医生的指导下选用头孢菌素类抗生素或者阿奇霉素等。

> **❗ 注意**
>
> 如果孩子的扁桃体炎频繁发作（一年内大于7次，两年内每年大于5次），或者因扁桃体炎导致急性肾炎或者风湿性关节炎，又或者扁桃体炎已经影响到孩子的吞咽、发声、睡眠，对孩子的生活造成了影响，需要在医生的评估下考虑切除扁桃体。

患扁桃体炎，不建议用这几种药

家长往往容易把扁桃体发炎与感冒混为一谈，于是很多感冒药会被滥用。治疗儿童扁桃体炎，不推荐使用的药物有以下几种。

◎ 复方感冒药

扁桃体炎可能会造成孩子发热，这个时候，单一成分的退热药才是首选。复方感冒药含有的不只是退热的药物成分。本来只需要"对付"发热，但孩子却要多承担一些药物不良反应的风险，得不偿失。

大多数扁桃体发炎的孩子，只需要服用对乙酰氨基酚或布洛芬来缓解发热和疼痛的症状就可以了。

◎ 抗病毒药

虽然大多数扁桃体炎是病毒感染引起的，但是不需要额外服用抗病毒药，实际上也没有任何药物对引起扁桃体炎的常见病毒有效。

常见的抗病毒药物，比如利巴韦林、干扰素等，一方面不对症，对治疗疾病没有效果；另一方面还能引起不良反应，实在不建议给扁桃体发炎的孩子服用。

◎ 咽喉喷剂

因为是咽喉部位的疾病，所以很多家长会想到用喷咽喉的药物缓解症状，尤其是市面上常见的一些声称有抗病毒效果的喷剂，其实使用意义并不大。

出现哪些情况要及时就医？

大多扁桃体炎会在第 3 ～ 5 天自行康复，但遇到以下情况，建议及时就医。

- 伴有发热且超过 3 天仍然不能退热。

- 孩子精神状态差，嗜睡或者出现声音嘶哑、呼吸困难等严重的呼吸道症状。

- 确诊为细菌性扁桃体炎之后，服用抗生素两天仍然不见好转，甚至有加重的趋势。

- 孩子拒食拒水严重，有脱水风险。

要和医生说清楚这些情况：

- 孩子发病的过程，症状的严重程度。

- 除咽喉症状之外的其他症状的严重程度。

- 是否使用了药物。

- 孩子拒食拒水情况是否严重，尿量如何。

扫码阅读更多孕育知识

忙碌爸妈速查速记

● 扁桃体炎多在孩子 1 岁之后开始高发。当病原体侵袭性强或者人体抵抗力降低时，就容易发生扁桃体炎。扁桃体发炎后，孩子会自觉咽喉痛，扁桃体会有红肿甚至化脓的情况，有的孩子还会发热。

● 大多数扁桃体炎会在第 3 ~ 5 天自行康复，主要的护理原则是针对症状处理，让孩子舒服地度过发病期。

● 退热和缓解咽喉痛，可以使用对乙酰氨基酚或布洛芬。如果确诊是细菌感染造成的扁桃体炎，可以在医生的指导下，使用阿莫西林等抗生素。

● 当孩子持续高热，咽部疼痛导致无法进食，精神状态很差，以及出现其他比较严重的症状时，要及时送孩子去医院明确病因，妥善处理。

哮喘

哮喘的常见表现是咳嗽、气促，反复喘息。从字面上来看，我们大概能知道，哮喘与喘息有关。但是仅仅知道这些，还不能帮助判断孩子是否有哮喘，毕竟哮喘和一些疾病的症状相似，比如喘息性支气管炎等。如果不能很好地区分这些疾病，很可能会耽误护理和治疗。

儿童哮喘的常见表现

哮喘是一种慢性气道炎症，主要表现是反复发作的喘息、咳嗽、气促、胸闷，常伴有不同程度的呼气困难。这些症状的表现形式和严重程度不一，还会随时间的变化而变化。

如果是小婴儿，多会表现为发绀及鼻翼翕动。简单来说，就是口唇、面部皮肤或四肢因呼吸困难出现皮肤变紫、鼻翼快速张合。

夜间人体激素分泌水平最低，体内低激素水平更容易导致呼吸道痉挛；睡眠时迷走神经功能增强，气道分泌物增多，卧位会使呼吸道阻力明显增加，这些因素都会导致哮喘更容易在夜间或者凌晨发作。

哮喘与喘息性支气管炎的区别

喘息性支气管炎一般发生在非过敏性体质的孩子身上，多是由病毒感染引发的，比如腺病毒、呼吸道合胞病毒、冠状病毒等。

而哮喘是一种慢性疾病，患者通常为过敏性体质，比如曾患有湿疹、食物过敏或变应性鼻炎，会被多种因素诱发，身体自身的缓解能力较差。哮喘的反复、严重发作，甚至可能导致肺功能随时间推移逐渐丧失，预后较差。

如果孩子年龄在 6 岁以下，而且同时出现以下情况，就应高度怀疑有哮喘的可能。

- 喘息频繁发作（每月大于一次即为频繁发作）。
- 活动会引起咳嗽或喘息。
- 由非病毒感染导致的间接性夜间咳嗽。
- 喘息症状持续到 3 岁以后。
- 接受抗哮喘治疗有效，但停药后复发。

如果出现上述症状，要及时带孩子去医院就医，以免耽误治疗。

哮喘的诱因

哮喘的诱发因素有很多，最常见的是病毒或细菌引起的呼吸道感染。吸入呼吸道的刺激物如动物毛屑、动物的排泄物、尘螨、霉菌、户外植物，以及接触烟草烟雾、香水、含氯清洁品以及空气污染等，都可能引发哮喘。

除了上述因素，某些食物如牛奶、鱼虾贝类、鸡蛋、花生等，以及外界的温度、天气、剧烈运动、药物、情绪等也是哮喘的触发因素。同时，如果孩子有鼻炎、胃食管反流、肥胖等，发生哮喘的风险会更高。

儿童哮喘的家庭护理

日常护理要点

哮喘儿由于气道的高敏感性，平时的家庭护理尤为重要，尤其是在疾病未发作期也要重视起来。

◎ 保持室内空气清新、流通，湿度适宜

需要保持室内空气新鲜、流通，室内湿度保持在 55% 左右。给孩子穿衣要适量，不宜过厚或过薄。注意用手卫生，尽可能避开呼吸道感染者。保证充足的睡眠。积极接种季节性流感疫苗和肺炎球菌疫苗。

◎ 保持规律作息，积极锻炼

要培养孩子规律的作息，饮食、睡眠、大小便要定时，营养要充足，鼓励孩子多饮水。在哮喘控制较好的前提下，建议孩子适当参加体育锻炼，增强体质。

◎ 避免接触变应原

避免接触变应原，控制变应原诱导性哮喘的发生。积极除螨、每周清洗床上物品，移除室内地毯，不要饲养宠物，在花粉季加强户外防护等。同时，还需要避免刺激性物质如香烟烟雾、燃气炉、油烟、香水、蚊香、家用喷雾剂等化学刺激物污染空气。

重视饮食记录，不必刻意忌口

除非摄入的食物和哮喘存在明确的时间关联，否则哮喘孩子是不需要刻意忌口的。因为食物引起的变态反应症状一般出现在皮肤或消化道，很少会出现单纯性的哮喘。

如果孩子属于过敏体质，并且从小湿疹严重，还患有哮喘，家长就应该记录饮食日记，总结规律，观察到底是什么食物影响到了孩子。一旦发现孩子进食某种食物后出现严重的皮疹或咳嗽、喘息等不适，则可翻看饮食日记查找出可疑的致敏食物。

高度怀疑孩子的哮喘与食物过敏有关时，除了参考饮食日记，还应积极

就诊，配合医生确认引发哮喘的变应原，一旦明确某些食物和哮喘发作有关，就要积极回避。

哮喘患儿的康复训练

除了上述基础护理之外，有研究显示，呼吸训练可以改善哮喘症状，并减少支气管扩张剂的使用。呼吸训练是否能改变哮喘患儿的支气管反应性、增强肺功能，尚存争议。但这种训练操作简单、无害，家长可以根据孩子的具体情况考虑是否采用。呼吸训练的方法是深度吸气，并缓慢呼气，用延长呼气时间和减少静息每分钟通气量的方式达到训练目的。具体训练步骤如下。

第一步：身体坐稳，腰部自然挺直，双手放在大腿上，肩部和胸部充分放松下垂。

第二步：开始呼气，呼时轻轻收缩腹部，经口呼气，在呼气同时可发出例如"啊"或"呜"的音，或者把口唇收缩成吹笛子样。呼气宜轻缓，但要深些，时间较吸气更长一点。

第三步：闭口吸气，空气经鼻孔进入，腹部自然鼓起，保持肩和胸部放松。

注意做呼吸训练时要放松，不要屏气。

儿童哮喘的用药和治疗方法

哮喘作为一种慢性疾病，在治疗上容不得半点拖延和马虎，需要遵循长期、持续、规范、个体化的治疗原则。

长期控制与快速缓解类药物相结合

哮喘用药一般来说分两种，一种能长期控制症状，另一种能快速缓解症

◎ 长期控制类药物

长期控制类药物有糖皮质激素、白三烯受体拮抗剂。吸入性糖皮质激素，常是初始和维持治疗方案用药，用来长期控制哮喘患者的症状。注意用药前要洗掉皮肤表面的面霜，用药后要漱口并清洁皮肤，尽量减少额外的吸收。如果初始治疗方案实施后症状控制不理想，可以考虑联用白三烯受体拮抗剂如顺尔宁。注意顺尔宁多为咀嚼片，同样成分的颗粒剂可以用配方奶、母乳等溶解，不可以用水等透明液体溶解，但是服药后可以饮水。

◎ 快速缓解类药物

快速缓解类药物包括速效 β_2 - 受体激动剂、抗胆碱能药物、短效茶碱等。这类药物的作用是抗炎症反应、平喘，能快速缓解症状，比较适合用来控制急性喘息症状，通常用作初始治疗。注意用药后要漱口并清洁皮肤，尽量减少额外的吸收。

儿童哮喘常用药

药物种类	长期控制类		快速缓解类
	糖皮质激素	白三烯受体拮抗剂	速效 β_2 - 受体激动剂
药品名	吸入用布地奈德混悬液（普米克令舒），吸入用丙酸倍氯米松混悬液（宝丽亚）	孟鲁司特钠（顺尔宁）	硫酸沙丁胺醇吸入气雾剂（万托林）
用药方法	具体的用法用量要根据病情严重程度遵医嘱使用。一般是 0.5 ~ 1mg/次，每天两次	1 ~ 5 岁，每次 4mg，每日一次；6 ~ 14 岁，每次 5mg，每日一次；15 岁及以上，每次 10mg，每日一次	通常使用剂量为 2.5 ~ 5mg/次，每日 3 ~ 4 次，具体根据病情严重程度遵医嘱使用

遵医嘱制订治疗方案，每1～3个月进行重新评估

医生会根据孩子的哮喘严重程度和哮喘控制水平分级，给孩子制订个体化的哮喘治疗计划，一般采用阶梯式治疗方案。也就是说，孩子用什么药、用多少、怎么用，都是根据病情变化来调整的。同时，医生还会通过协助家长控制可能诱发哮喘的外部环境因素和共存疾病，来达到减少损伤和降低风险的目的。

如果孩子确诊患有哮喘，那么初次就诊时，医生会把有关用药、治疗目标、生活注意事项，以及何时需要寻求紧急治疗等信息，全部告诉家长，这些信息在治疗中有一个专门的词，叫作"哮喘行动计划"。

在这份计划中，需要特别注意用药设备的使用方式和注意事项，用药设备是哮喘缓解期治疗最重要的工具，使用不正确，治疗效果会大打折扣。

另外，要记录好孩子的哮喘日记，主要包括孩子每天的用药、症状，如日间或夜间发生的咳嗽、喘息等。对于5岁以上的孩子，还要记录其肺功能，主要是孩子的呼气峰流速记录。所谓的呼吸峰流速，就是孩子用力呼气时，气流通过气道的最快速率，这是哮喘患儿最常做的、简易的肺功能测定。家长可以使用简易峰流速仪，坚持每天测定孩子的呼气峰流速，绘成图表，就诊时提供给医生。哮喘日记及肺功能的记录，能够方便医生监测哮喘患儿的症状和肺功能，以定期调整用药。

一般哮喘治疗总的疗程为一年半到两年，但也有部分孩子可能需要更长时间。在此期间，一般1～3个月需要做一次评估，根据孩子的哮喘控制情况对药物进行减量，直到停药。

别担心激素的不良反应，该用还得用

治疗哮喘的首选药物是吸入性糖皮质激素。很多家长担心激素会影响孩子的生长发育，比如导致孩子长不高或者引起肥胖、性早熟、药物依赖等问题，因此而抵触用药或者过早地减量停药。其实，理解了下面两点，就不会

担忧了。

首先，吸入性糖皮质激素直接作用于气道，进入血液循环的剂量很小，引起的不良反应也很轻微。所以，长期吸入激素治疗，不会引起全身性不良反应，但也有很少一部分患儿可能会出现一些轻微的反应如口腔溃疡、声音嘶哑、咽喉疼痛等，一般只要注意用药后漱口，如果是婴幼儿的话可以用药后喝点水，这些反应就会减轻或消失。

其次，没有证据显示吸入激素会影响儿童成年后的最终身高。在孩子用药期间，激素可能会导致身高增长速度变慢，但不一定会影响到孩子成人之后的身高。与严重哮喘带来的风险相比，激素对身高的影响，几乎可以忽略不计。

突发哮喘的紧急治疗措施

一旦孩子出现急性哮喘症状，比如咳嗽、喘鸣、胸闷和呼吸急促等，需要及时采取措施。

◎ 哮喘的首选治疗方案——雾化吸入

雾化吸入的给药方式可以直接作用于气道黏膜，舒张气道平滑肌，使气流迅速增加，快速缓解急性哮喘症状。雾化吸入给药安全性高，几乎不会产生全身不良反应，也不需要孩子刻意配合。

雾化药物包括吸入性糖皮质激素如吸入用布地奈德混悬液，以及速效支气管扩张剂如特步他林或硫酸沙丁胺醇。具体用药，建议在医生的指导下使用。

◎ 使用储雾罐吸入气雾剂

如果哮喘发生得很突然，当时没有进行雾化吸入的条件，还可以使用储雾罐吸入气雾剂。

常用的药物是沙丁胺醇，建议每次喷两下或更多。观察 20 ~ 30 分钟后，

> **⚠ 注意** ⸺⸺⸺⸺
>
> 如果吸入气雾剂超过7天未使用，重新使用前，应向空气中喷两次。如果开启使用一瓶新的气雾剂，也需要这样操作。

如果症状改善不明显，可以使用第 2 剂次。在第 1 小时内，可以每 20 ～ 30 分钟使用 1 剂，最多使用 3 剂。之后按照医嘱持续使用这类药物，直至孩子的喘息或咳嗽停止 48 小时。

在使用上面两种方法治疗后，如果孩子的哮鸣和呼吸困难等症状消退，并且在 4 小时内症状没有反复，就可以继续家庭治疗。在家可以每 4 ～ 6 小时重复给药，同时联系医生咨询下一步治疗方案。

◎ **中重度哮喘，尽快口服糖皮质激素，并立即就医**

如果在使用上面两种方法治疗后哮喘症状改善不明显（比如是中重度哮喘，或是发作初期），可以按照"哮喘行动计划"尽快开始口服糖皮质激素，并继续进行第 3 剂次的雾化治疗，同时需要立即就医。

孩子出现哪些情况要及时就医？

随着社会的进步，我们发现，越是发达国家的孩子，哮喘发生的比例越高。其实，哮喘并没有那么可怕，只要规范用药，哮喘孩子也可以和普通孩子一样，生活质量并不会受到较大影响。但如果出现一些紧急情况，还是要及时就医，以免耽误病情和治疗。

- 孩子在没有其他疾病的情况下，忽然出现咳嗽、喘息、呼吸困难等症状，尤其是运动后会加剧，要及时去医院评估，排查哮喘的可能。
- 在呼吸道感染的恢复期，咳嗽超过两周不能缓解，或者无诱因地在清晨或者夜间咳嗽加剧，稳妥起见需要去医院排查。
- 孩子在某些特定的环境中，或者吃了某些特殊的食物之后，出现咳嗽、喘息、呼吸困难等症状，需要及时就医。

- 诊断哮喘之后，用药期间孩子症状未好转，甚至加重，需要再次去医院重新评估，调整治疗方案。

要和医生说清楚这些情况：

- 孩子开始咳嗽或者喘息的时间、频率以及严重程度，白天和夜间症状的严重的程度是否有很大差别，使用了哪些药物，用药之后的效果如何。
- 孩子除咳嗽、喘息以外的其他症状以及严重程度。
- 孩子频繁发生咳嗽、喘息时，是否处在固定的环境中，或是因为吃了某种特殊食物导致。
- 直系亲属中是否有哮喘、变应性鼻炎或者其他慢性过敏性疾病的情况。

忙碌爸妈速查速记

- 哮喘容易在夜间或凌晨发作或加重，一般发作时会有喘息、咳嗽、气促、胸闷等典型症状。

- 喘息性支气管炎，大多是由病毒感染诱发。而哮喘是一种慢性疾病，与过敏性体质相关，可由多种因素诱发。

- 哮喘孩子居家护理时，需要保持室内空气新鲜流通，培养孩子的规律作息。饮食方面除非摄入的食物和哮喘存在明确关联，否则不需要忌口。家长可以让孩子做呼吸训练，来尝试改善哮喘症状。

- 哮喘首选用药推荐吸入性糖皮质激素。

- 孩子突发哮喘时，首选雾化吸入方式给药，安全性高，无全身不良反应。无法进行雾化治疗的，可以选择储雾罐吸入气雾剂，注意使用时间间隔和操作方法。如果使用前两种方法没有明显缓解症状，就尽快开始口服糖皮质激素，并继续进行第 3 剂次的雾化治疗，同时立即就医。

- 哮喘的治疗总疗程相比于其他疾病偏长，但只要规范用药，哮喘孩子也可以和普通孩子一样，生活质量并不会受到太大影响。

- 平时在家里家长要坚持记录孩子的哮喘日记，包括孩子哮喘的发作时间、频率以及严重程度，是否会在夜间加重，用了哪些药物，做了哪些护理措施，效果如何，以及孩子每次咳嗽、喘息的发作是否与固定的环境或者吃了某些食物有关，这对判断和评估孩子的病情非常重要。

第四章

常见皮肤问题与用药

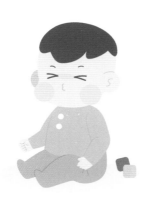

黄疸

黄疸，是指血液中胆红素水平增高，表现为皮肤发黄、眼结膜发黄等。黄疸是新生儿常见的表现，大多数新生儿黄疸都是生理因素导致的，但如果孩子存在病理因素，那么黄疸出现的时间更早、程度更深。

多数新生儿黄疸是正常现象

新生儿黄疸非常常见，绝大多数的新生儿出生后都会出现，只不过症状轻重不一、持续时间可长可短。新生儿的黄疸并不可怕，大多数时候只是正常的生理反应。

为什么会有生理性黄疸？

新生儿体内的红细胞相对比较多，出生之后不久，多余的红细胞会逐渐被分解。分解的过程中，会释放更多的胆红素。一般情况下，胆红素都会在肝脏的作用下通过大便排出去，但如果胆红素在短时间内囤积太多，孩子的肝脏代谢能力又有限，又或者孩子吃得不够，排便比较少，无法及时排出胆红素，皮肤就会出现黄染。

绝大多数新生儿的黄疸都是生理性黄疸，一般在出生后 3 天出现，3 ~ 5 天黄疸程度加重。只要孩子身体健康，就不需要做任何处理，多余的胆红素也会慢慢排出体外。通常体内胆红素会在孩子出生后 5 ~ 7 天开始下降，14 天后基本恢复正常。

出现这 3 种情况，建议去医院检查

孩子在出生后的一两周里，黄疸没有按照以上的规律发展，说明体内的胆红素代谢和排出可能出了问题。特别是下面这 3 种情况，家长需要多多留意，及时带孩子去医院检查，让医生评估一下情况。

◎ 黄疸提早出现

现在很多医院在孩子出生头几天尚未出院时，都会每天检测孩子体内的胆红素水平，以便及时发现异常。如果黄疸在孩子出生后的前 3 天就出现，就要警惕，看是否要排除病理性因素的可能了。

> **! 注意**
>
> 新生儿溶血病，准确地说是新生儿ABO溶血病，是指母亲和新生儿因为 ABO 血型不相同，引起新生儿体内发生溶血反应。患病新生儿可能会出现严重黄疸、贫血等症状。大多数新生儿溶血病程度较轻，新生儿出生后及时监测治疗，一般不会有不良影响。对于程度较重的新生儿溶血病，也有针对性的有效治疗方法，所以不必太担心。

◎ 黄疸程度加重

如果黄疸程度加重很快，检测发现胆红素水平很高，家长也要留意。从外在表现来看，这样的孩子全身乃至眼白、手足底都会变黄。

引起黄疸程度加重的原因有很多，其中多涉及病理性因素，比如新生儿溶血病、缺氧、脱水、酸中毒、感染、头颅血肿、遗传代谢性疾病以及胆道梗阻等未得到及时发现和治疗，但胆道梗阻发生的概率并不高。另外，暂时性的排便不畅也可能导致黄疸程度加重。

◎ 黄疸消退延迟

新生儿生理性黄疸多在出生后两周左右基本退去。如果孩子出生两周后，黄疸情况没有减轻，甚至还有加重，建议去医院检测一下胆红素。

总之，新生儿生理性黄疸很常见，只要合理喂养，不需要特殊处理。即使是病理性黄疸，孩子黄疸程度较重，家长依然可以放宽心，在现在医疗环境下，有迅速降低体内胆红素的方法，只要送医及时，即使黄疸指数一度比较高，也多半不会对孩子的大脑造成不良影响，不会有后遗症。

黄疸的检查方法

医生最直接有效的判断新生儿黄疸严重程度的方法，是检测其黄疸值。黄疸值一般有两种检测方法，抽静脉血化验和皮肤检测。

抽静脉血化验是检验黄疸值最准确的金标准。它不仅能检验孩子体内的胆红素值，还可以评估肝脏的其他功能。因为是通过抽血来完成检查，所以缺点是不方便动态观察数值变化。

皮肤检测是用仪器通过皮肤检测胆红素的数值。这种方法可以测出总胆红素值，结果没有抽血检测准确，但它便捷、不会引起疼痛，可以反复检测，是新生儿黄疸最常用的检测手段。

医生会根据检测结果，对照孩子的实际日龄，来制订相应的处理方案。多数情况下，在家妥善护理，孩子的黄疸就会逐渐消退。但如果医生判断需要在医院做治疗，通常会采用以下方法。

黄疸常用的治疗方法

◎ 蓝光照射

最方便有效的退黄手段，是蓝光照射治疗。通常医生会把孩子衣服脱净，然后将孩子放进一个温箱里，用遮光眼罩和遮光尿布遮盖住孩子的眼睛和会阴部，让孩子在温箱里接受蓝光灯照射。

蓝光照射后，医生会再次评估孩子体内的胆红素水平，根据具体情况决定是否需要再次照蓝光。

蓝光照射的不良反应小，有的孩子可能会出现皮疹、轻度脱水、发热和腹泻等情况，通常在补充奶量以及光疗结束后就会好起来。

◎ 输注丙种球蛋白

蓝光照射治疗适合一般的胆红素水平升高。对于一些比较严重的情况，比如程度较重的新生儿溶血病，还需要进行额外的用药治疗，也就是注射丙种球蛋白。

新生儿之所以溶血，是因为妈妈体内的血型抗体会攻击破坏身体里不同血型的红细胞。在溶血早期，给孩子注射丙种球蛋白可以阻止妈妈的血型抗体和孩子的红细胞血型抗原结合，减少红细胞破坏，从而阻止黄疸加重。

◎ 输注白蛋白

当孩子体内胆红素水平特别高，或者黄疸出现得特别早的时候（这一点需要由专业医生来做判断），还可以输注白蛋白。

绝大多数需要治疗的黄疸，通过上述几种方法治疗后，就能完全消退。但是有一些罕见的情况，比如新生儿 Rh 溶血或是出现了急性胆红素脑病的时候，就需要采用换血疗法了。

◎ 换血疗法

在医生的评估下，如果孩子的情况达到换血的标准，且蓝光治疗后黄疸值依然不降，就需要考虑换血疗法了。好在，这样严重的情况出现得并不多。

新生儿黄疸的家庭护理

注意观察黄疸变化

生理性黄疸正常规律是在出生后 3 天出现，3 ~ 5 天为高峰期，5 ~ 7 天后开始下降，14 天左右基本退完。如果是母乳喂养的孩子，可以延长到 3 ~ 12 周才能退完。如果孩子的黄疸符合这个变化规律那就不用担心。

在孩子出生一周之内，可以带孩子去儿科门诊或者保健站测一次黄疸值。7 天后的足月孩子，观察其皮肤，如果只是面部、头部、胸部、大小腿发黄，是正常表现。如果手足底、眼白也发黄，是体内胆红素水平较高的表现，最好请儿科医生检查一下。

出生后积极喂养，保持大便通畅

有的妈妈会担心孩子有母乳性黄疸，其实不用为此焦虑。母乳性黄疸的发生机制尚不完全明确。简单来说，目前的主流观点认为，母乳中的一种酶，会影响胆红素的代谢和吸收，从而升高新生儿血液中的胆红素，造成黄疸持续时间变长。但是绝大部分有母乳性黄疸的新生儿，没有必要停止母乳喂养。反而，孩子只有喝了足够的奶，才能排出更多的大便，排出更多的胆红素。所以，无论是母乳还是配方奶喂养，都要保证孩子每天能吃饱。

孩子第一次衔乳的过程可能比较久，妈妈和家人都需要有耐心，多尝试一段时间。在顺利进行母乳喂养之后，孩子每天至少需要 8 ~ 12 次母乳喂养，平均 1 ~ 2 小时喂养一次。妈妈给孩子喂奶时，最好两侧乳房轮换着喂，每侧乳房每次喂奶 10 分钟左右就够了。

如果孩子睡觉超过 3 小时以上，就要把孩子叫醒起来吃奶。这个时候，不需要等到孩子眼睛完全睁开，只要孩子能够张嘴，他在迷糊中也能吃奶，总之就是要想办法让孩子有足够的摄入量。如果给孩子喂配方奶，可以在孩子出生 24 小时内、每 3 小时左右给孩子喂一次奶，每次喂 10 ~ 20ml，24 小时喂 8 次。如果孩子溢奶、吐奶比较严重，可以适当减少每次喂奶量。

随着孩子生长发育，每天摄入的奶量要增加，频率也要增加，可以每 2 ~ 3 小时喂一次。如果孩子还是吃不够的话，可以再增加喂养的频次和量。

避免不正确的护理方法

在实际生活中，我们发现很多家长在孩子发生黄疸之后，很着急。一着急，就会禁不住用上各种各样的"退黄经验"。事实上，所谓的各种流行的"退黄经验"，从医学角度上讲并不推荐，也缺乏科学性。

◎ 不推荐晒太阳

孩子有黄疸，很多人都会建议带孩子多晒晒太阳。其实，太阳的作用就跟日光灯一样，作用很有限。如果孩子是生理性黄疸，不需要任何治疗也会好；如果孩子是病理性黄疸，晒太阳也没什么作用。而且，阳光中的紫外线对孩子是有害的，很容易导致晒伤，为了退黄让孩子冒这个险，实在不值得。

◎ 不推荐服茵栀黄等药物

茵栀黄是最常被用到的所谓退黄药物。但事实上，茵栀黄的注射剂型已经被原国家食品药品监督管理总局明令禁用了。口服制剂虽然没有被禁用，但也没有任何确切证据可以证实它对黄疸的治疗有好处。

◎ 不推荐增加水的摄入

没有任何证据显示增加水的摄入可退黄疸。而且，6 月龄以内的孩子，不需要喝除母乳或配方奶以外的任何液体。其他液体喝多了，奶就喝得少了，大便排得少，胆红素自然也排得少，黄疸反而会退得慢，而且还容易导致孩子营养不良。

◎ 不推荐随便吃益生菌

目前，国内外治疗新生儿高胆红素血症的指南中，没有提及使用益生菌的方法。但最新的《益生菌儿科临床应用循证指南》中提到：引起新生儿黄疸的原因很多，在综合治疗基础上辅以益生菌治疗可降低胆红素浓度，缩短黄疸持续时间。但这个指南所推荐的益生菌多是药物类别，需要在医生的指导下使用，所以家长不要自行给新生儿随便服用益生菌。

◎ 不推荐针刺皮肤或者烫皮肤

这是很多老一辈人会用的方法。黄疸是因为血液中胆红素水平升高，刺破或烫皮肤是没有用的。针刺、烫伤、按压还可能损伤孩子的皮肤，引起细菌感染。

◎ 不推荐洗药浴

除了药浴，类似的方法还有佩戴中药包、贴中药膏药等。这些方法对排出胆红素效果不明确，甚至还有诱发皮疹、过敏的风险。

所以，既然大部分孩子的生理性黄疸都会自行好转，科学的应对方法也有不少，就不要用孩子去试验各种奇怪的偏方了。

忙碌爸妈速查速记

- 新生儿黄疸很常见，多数都是生理性的。这种黄疸一般在出生后 3 天后出现，3～5 天加重，两周左右能够退黄。如果不是疾病引起的黄疸，通常不会有什么大问题，家长大可不必为此过度焦虑，做好家庭护理就足够了。

- 家庭护理主要做好：注意观察黄疸变化，照常喝母乳，积极喂养，保证孩子大便正常；按照接种年龄要求，照常打疫苗。

- 如果黄疸提前出现、持续时间长或程度严重，建议家长及时带孩子去医院检查，明确原因。

- 照蓝光、注射丙种球蛋白或白蛋白，是常用的排出胆红素的治疗方法。情况严重的孩子，可能需要使用换血疗法。

- 晒太阳，补水，洗药浴，乱服益生菌、茵栀黄等方法缺乏科学性，还能带来额外风险，家长要慎重。

湿疹

很多孩子身上都会长各种小红点、小疙瘩，其中比较常见的就是湿疹。湿疹是一种由多种内外因素引起、具有明显渗出倾向的皮肤炎症反应。因为反复发作、带来皮肤的瘙痒，常困扰孩子和家长。在了解如何应对孩子的湿疹之前，我们首先要学会判断孩子到底是不是真的得了湿疹。

学会鉴别湿疹与痱子、新生儿痤疮

湿疹很容易和痱子、新生儿痤疮混淆。所以，家长要学会辨别这 3 种好发于孩子皮肤上的小红点。找准了病因，才能对症护理和治疗。

湿疹：皮肤表面会有干皮屑，通常会痒

湿疹是特应性皮炎的婴儿期表现。所谓特应性皮炎，是以慢性湿疹性皮肤肿块为临床特征的皮肤疾病。

湿疹通常高发于 1 月龄到 2 岁之间的孩子，容易发生在孩子的面部、耳郭、头皮、四肢伸侧。湿疹发病涉及的皮肤表现变化通常是一片一片的。皮肤表面看起来干干的，有时候会有干皮屑掉下来。情况比较严重的湿疹会有渗出液，但很快干燥，之后疹子就会结痂。由于湿疹通常会痒，所以孩子时不时会用小手去抓挠。

至于孩子为什么会得湿疹，可能和皮肤屏障功能不完善有关。但目前原

因并不清楚，可能和多种因素有关，比如遗传因素、环境因素、饮食因素等，接触致病物质细菌、病毒、霉菌、变应原等，甚至环境太干、太热都会刺激皮肤而产生湿疹。

痱子：皮肤有小米粒样或针尖样的红点，大多都会痒

痱子和湿疹长得很像。痱子也叫热痱子或热疹，各个年龄段的孩子都可能起痱子。

起痱子的皮肤，看起来通常会有小米粒样或针尖样的红点，严重的时候

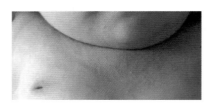

痱子

上面还会有白色的头。即便是那种连成片的痱子，也能清楚地看到其中的一个个小粒。

至于起痱子的原因，其实很简单，就是因为热。如果孩子穿得太多了，出汗之后就容易起热痱子。

新生儿痤疮：红色或黄色米粒样的疹子，一般不痒

新生儿痤疮通常表现为红色或黄色米粒样的疹子，易发生于孩子的额头和脸颊这两个部位，一般不痒。

新生儿痤疮是由孩子从母体内带出来较高水平的激素导致的，随着孩子体内激素水平的下降，会自然缓解。

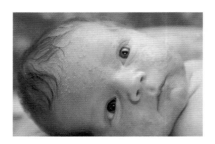

新生儿痤疮

孩子湿疹的家庭护理

保湿：从孩子出生后就要开始

孩子湿疹家庭护理的第一点也是最重要的方法就是保湿。严格来说，孩子从出生后开始，就要做好保湿工作了。

如果孩子已经起了湿疹，保湿工作就要比之前更到位才行，比如我们原来只是给孩子用润肤露保湿，得了湿疹以后，就要考虑换成润肤霜或保湿膏。

那么，什么时候抹这些保湿产品呢？每次孩子的皮肤接触过水之后，都要先用柔软的毛巾轻轻蘸干皮肤，然后及时给孩子涂抹润肤霜。这里说的接触"水"包括孩子的洗澡水、洗脸水、孩子喝水时流到脸上的水，甚至是孩子的口水。因为每次接触水之后，水在蒸发的过程中都会带走皮肤表面的一些水分，从而让皮肤变干，加重湿疹。所以，要在皮肤表面水分还没有来得及蒸发的时候就抹上保湿产品。

此外，还要根据所在地的温度、湿度以及孩子湿疹的严重程度，灵活调整每天涂抹次数，总之是一发现孩子的皮肤有变干的趋势就可以涂抹。

至于使用剂量，国外有指南推荐：每周要给患有湿疹的孩子涂抹150 ~ 200g 的润肤霜或保湿膏，确保孩子的皮肤一直处于滋润的状态。如果孩子皮肤干燥，可以每 3 小时涂一次。总之建议大量多次涂抹，像成年人平时给自己脸上涂抹日霜的那个厚度是远远不够的。

保湿产品：建议选择乳膏或者霜，严重湿疹选择软膏

一般建议选择乳膏或者霜质地的保湿产品，严重湿疹选择软膏。不管哪种湿疹，都不建议选择乳液，因为乳液的含水量大，很难达到护理湿疹要求的保湿效果。

有很多大品牌的低敏保湿乳霜、保湿膏，都是不错的选择。无论选择哪个品牌，都需要先给孩子局部试用，看看是否会发红或引起孩子不适。

做好清洁

对患有湿疹的孩子的清洁护理，主要涉及洗澡、穿衣服、修剪指甲这3个方面。

◎ 洗澡：得了湿疹也要正常洗澡

孩子新陈代谢旺盛，及时清洗有利于皮肤健康。另外，孩子如果出汗后不及时清洗，会刺激皮肤，加重湿疹。因此，正常的清洁工作要做好。

> **❗注意**
>
> 洗澡时建议给孩子用温和的洗浴用品，最好是婴儿专用的偏酸性或中性的产品。不要用各种中草药洗液，比如金银花水等给孩子洗澡，否则容易刺激皮肤，甚至引起过敏。

有些家长会发现，孩子得了湿疹之后都不敢洗澡了，因为每次洗完澡湿疹就会加重。这其实是不正确的洗澡方式导致的湿疹加重。一个原因可能是洗澡水温过高。水温过高导致孩子皮肤表面温度升高，洗完澡之后皮肤干得更快，从而加重湿疹。另一个原因可能是洗澡之后没有及时涂抹润肤霜，水分蒸发使皮肤更干，湿疹加重。

所以，洗澡本身并不会加重湿疹，关键是要调整好洗澡水的温度，不要超过37℃，家长最好事先用手试一下水温，以感觉温温的为宜，同时还要在洗澡后立即涂抹润肤霜。同时，每次洗澡时间不宜过长，一般为5分钟。

◎ 穿衣服：选择纯棉透气的宽松衣物

要注意给孩子选择纯棉透气的宽松衣物。尽量不要选择有领子和其他饰物的衣服，因为频繁摩擦身体会加重湿疹；也不要选择毛类、丝绸类以及化纤材质的衣服，这些面料同样会加重湿疹。

　　这些建议同样适用于平时照顾孩子的家长的穿着，毕竟家长是和孩子亲密接触的人，衣服选择上也要注意。

◎ 修剪指甲：避免孩子因为瘙痒抓破皮肤

　　家长会发现得了湿疹的孩子总是挠来挠去、蹭来蹭去，为了避免抓破皮肤引起感染，要勤给孩子修剪指甲。另外，孩子挠的时候很可能就是该涂抹保湿霜的时候，涂抹的过程中不但能给孩子"解痒"，而且保湿本身也有止痒的作用。

　　如果涂抹润肤霜之后孩子还是痒得厉害，可以考虑使用外用或口服药来止痒，药物的具体用法见下文。

远离环境中的变应原

　　除保证孩子的个人卫生以外，家长还要做好室内清洁工作，远离变应原。湿疹可能和接触环境物质有关，也可能和过敏有关，所以环境的高危因素也要做好排查。比较常见的容易引起孩子湿疹的诱发因素有尘螨、花粉、霉菌及动物毛屑等。一部分孩子的湿疹也可能和食物过敏有关，家长可以尝试记录孩子的食物或接触物，这有助于排查出变应原。

　　养宠物的家庭，如果确定孩子接触宠物之后湿疹会加重，最好把宠物送出去寄养。家里面的毛毯、毛绒玩具及花草等也要逐一排查。

孩子得了湿疹，如何科学用药？

　　孩子得了湿疹之后，确实有不错的用药方法，但最重要的是不要乱用各种偏方、洗剂。孩子湿疹推荐的 3 种药为外用激素类制剂、抗组胺药及免疫调节剂。

外用激素类制剂：激素浓度低，可以放心使用

这种外用激素类药膏，其本身激素浓度很低，通常只有百分之零点零几到零点一，安全系数很高。另外，外用药真正吸收进入孩子身体里的量是非常少的，孩子的血液中几乎没有这种药物成分。所以，家长尽可以放心给孩子使用。激素类药膏不但可以用，病情好转之后也不能急于停药，而应该遵医嘱减量停药，否则容易造成湿疹复发。

湿疹的严重程度不同，激素药膏的使用方法也不尽相同。

◎ 轻度湿疹：首选保湿霜护理

- 典型特征：皮疹面积很小，略发红，凸起和脱皮现象不明显。孩子状态和之前没有太大差别，不用手去挠湿疹处，这种情况基本属于轻度湿疹。

- 用药建议：轻度湿疹首选保湿霜护理，如果用了保湿霜效果不理想，可以考虑偶尔用一下弱效类激素药膏。

- 药物种类：最弱效类的激素有 0.1% 的地塞米松软膏和 1% 的氢化可的松乳膏。0.1% 的地塞米松乳膏市面上不太常见，一般只在医院内的制剂室生产，如果有需要，家长不妨去当地大型三甲医院的药房打听一下。1% 的氢化可的松乳膏现在国内市场上也没有，有需要的家长可以考虑海淘。如果无法购买到这两种药物，也可以用 0.05% 的地奈德乳膏来代替，商品名为力言卓。

- 给药方式：涂抹药膏的时候只抹出疹子的部位即可，每天 1 ~ 2 次。如果是每天抹 1 次，建议睡前涂抹。如果是每天抹 2 次，建议早晚各抹 1 次。

- 停药标准：轻度湿疹一般不需要减量停药，按需涂抹就可以。症状缓解之后可以考虑停掉，同时配合抹点保湿霜，做好保湿，以免复发。

◎ 中度湿疹：及时使用激素类药膏

- 典型特征：孩子的湿疹用保湿霜控制效果不好，而且反复发作。身上

的疹子不再零散存在，有连片的趋势，孩子感觉很痒，会时不时去抓、蹭来蹭去。皮肤看起来又红又肿，甚至脱屑。

- 用药建议：这个时候就要及时使用激素类药膏，缓解孩子的不适，并且预防发展成重度湿疹。
- 药物种类：可以选择 3 种外用激素制剂。

  弱效类激素：0.05% 的地奈德乳膏，如力言卓。

  弱中效类激素：0.1% 的丁酸氢化可的松乳膏，如尤卓尔。

  中效类激素：0.1% 的糠酸莫米松乳膏，如艾洛松。

  药物选择上，可以按照激素药效的强弱，从低向高选择，比如在力言卓控制不好的情况下，可以换成尤卓尔或艾洛松。具体的涂抹频次，可参照说明书。如果连续使用激素一周都无效，就得及时去医院重新评估病情。

- 停药标准：待孩子的红肿部位完全恢复之后，建议再用激素类药膏和保湿霜按照 1 ∶ 1 的比例使用两三天；没有反复发作的话，可以按照 1 ∶ 2 的比例再持续两三天；再没有反复的话，就可以完全过渡到只涂抹保湿霜了。如果中间有反弹，那么还要继续返回到上一阶段的用药方式。

◎ **重度湿疹：及时带孩子去医院**

- 典型特征：如果孩子皮肤大面积暴发湿疹，甚至皮损部位有液体渗出，同时孩子精神状态也不好，出现烦躁、易哭闹等，基本就属于重度湿疹了。
- 用药建议：这种情况要及时带孩子就医，以免延误病情，在医生的综合评估下选择适合强度的激素种类。同时根据医生的建议，给孩子添加外用的抗感染药膏，比如抗细菌药膏或抗真菌药膏等。
- 给药方式：关于激素类药膏的涂抹标准，为了方便换算使用剂量，给孩子涂抹激素类药膏的时候，我们通常用指尖单位来计算用药量。一指尖单位是指，用口径为 5mm 的药管，从示指第一关节到指尖挤出的药量，大概 0.5g。这个药量涂抹均匀后，正好是成人两个手掌心的面积。孩子不同身体部位的皮肤吸收率不一样，例如，相比于脸部和会阴周围，手掌和脚掌皮肤的吸收率会小很多。为了达到药效的同时尽量减少皮肤对激素的吸收，孩子身体不同部位的药量涂抹需求也不一样。如果按照指尖单位来换算的话，家长可以参考下图。

激素类药物的涂抹用量标准

计量单位

激素类药膏涂抹计量方法：指法单位（FTU）
药膏涂在成人指尖为一单位（1FTU）

口径为5mm的药管
挤出食指第一关节到指尖的药量
1FTU≈0.5g
涂两只手掌心的面积

不同部位使用量

部位说明

脸和颈部　　上肢　　下肢　　躯干前面　躯干后面

具体部位使用量

儿童	脸和颈部	手臂（两侧）	腿部（两侧）	躯干前面	躯干后面	全身（除头颈）
3～6月龄	1 0.5g	2 1g	3 1.5g	1 0.5g	1.5 0.75g	8.5 4.25g
7月龄～2岁	1.5 0.75g	3 1.5g	4 2g	2 1g	3 1.5g	13.5 6.75g
3～5岁	1.5 0.75g	4 2g	6 3g	3 1.5g	3.5 1.75g	18 9g
6～10岁	2 1g	5 2.5g	9 4.5g	3.5 1.75g	5 2.5g	24.5 12.25g

数据来源：Dra ke LA, aU Am Acad Dermatot 1996:35:515-9
注：图中使用量表格中，不同年龄段对应的数值，第一行数字为几指尖单位，第二行数字为对应的用药膏克数。

外用激素类制剂的疗程，通常建议面部连续使用的时间最好不要超过两周，会阴处连续使用不超过一周，四肢和躯干部位暂时没有限制。

❗注意

曾有特应性皮炎的孩子连续小范围在躯干部用中弱效激素类药膏3~6个月，整体的安全性还不错，所以家长不用太担心。

湿疹外用激素类制剂用药

湿疹种类	轻度湿疹	中度湿疹	重度湿疹
用药原则	首选保湿霜，偶尔可用弱效类激素药膏	及时使用激素类药膏，先尝试弱效类，效果不佳，再依次尝试若中效类、中效类	激素类药膏，抗感染药膏
药品名	0.1% 的地塞米松软膏，1% 的氢化可的松乳膏，0.05% 的地奈德乳膏	0.05% 的地奈德乳膏（弱效类），0.1% 的丁酸氢化可的松乳膏（弱中效类），0.1% 的糠酸莫米松乳膏（中效类）	需医生评估后选择适合强度的激素种类
用法用量	具体用法参照说明书，通常用指尖单位来计算用量		

抗组胺药：发痒影响到生活，可以使用

孩子患湿疹的时候，还可以根据他的实际情况，选用第二种推荐用药——抗组胺药，比如常说的开瑞坦（氯雷他定糖浆）、仙特明（盐酸西替利嗪滴剂）。

- 适用年龄：开瑞坦适合 2 岁以上的孩子，仙特明适合 6 月龄以上的孩子。
- 适用情况：如果孩子感觉特别痒，自己抓得也厉害，甚至影响到睡眠和白天的生活，就可以考虑加用抗组胺药了。
- 服用剂量：具体的服用剂量按照说明书服用就好。

免疫调节剂：激素类药膏控制效果不好，可以使用

当激素类膏物效果不好时，作为替代选择，可以使用免疫调节剂如外用钙调磷酸酶抑制剂，常用的 0.03% 的他克莫司软膏就属于这类药，商品名为普特彼。

- 适用年龄：他克莫司被美国食品药品监督管理局（FDA）批准可用于 2 岁以上儿童。
- 适用情况：如果家长执意不肯给孩子用激素类药膏，或者激素类药膏已经用了很长时间但控制效果还是不好的时候，就可以用此类药。

免疫调节剂属于处方药，应在医生的指导下使用。

不推荐的几类药

◎ 各种"妆"字号、"消"字号药膏

"妆"字号属于化妆品批号，保湿霜就属于这类产品，而"消"字号属于卫生消毒产品。如果这两类产品声称有治疗湿疹的效果，那明摆着就是骗人的。

曾经有两起很典型的事件进入公众视野，分别是"一扫光"药膏和"一干二净"乳膏。"一扫光"因为含铅，被禁止用于儿童。而"一干二净"因为违规添加强效类激素，也被媒体曝光。家长千万别买来给孩子乱用了。

另外，像肤乐霜、戒之馆婴亲霜、肤专家软膏、百卉膏、杏璞霜、宝肤爽乳膏、秦朗宝宝中药乳膏等，也不要给孩子用。

◎ 各种偏方：金银花水、淘米水泡澡等

不要给孩子使用各种偏方，如金银花水泡澡、淘米水泡澡、贴土豆片、拿老墙根的土给孩子抹等。这些偏方不但没有科学依据，还容易导致孩子皮肤严重过敏，诱发感染等。临床上有过很多类似案例，本来孩子的湿疹不严

重，只要涂抹一些保湿产品就可以控制得很好，但就是因为用了这些偏方，导致孩子皮肤出现了严重的问题，需要住院治疗。

出现哪些情况要及时就医？

大多数的湿疹，只要尽量避开变应原，做好保湿、清洁，必要时结合药物治疗，都可以控制得不错。但有一些特殊情况，需要及时就医。

- 如果全身大面积暴发湿疹，需要医生综合评估后再用药。
- 在规范护理和使用激素类药膏的情况下，控制效果仍然不理想，建议去医院排除一下是否合并了其他皮肤疾病。

要和医生说清楚这些情况：

- 对于不同严重程度的湿疹，留取典型部位的照片。
- 详细记录给孩子用药的时间和药物的品种。
- 记录孩子的饮食，一旦湿疹暴发，可以为医生评估变应原提供参考。
- 直系亲属是否为过敏体质，孩子的兄弟姐妹是否有严重湿疹的病史等。

忙碌爸妈速查速记

● 湿疹常发生在孩子1月龄到2岁之间，表现为局部皮肤表面比较干，发病时皮疹呈一片一片的，还会有干皮屑掉落，同时伴随瘙痒。

● 注意保湿，在孩子接触水之后要及时大量涂抹保湿霜。做好清洁，正常洗澡，水温不要太热，选择温和的婴幼儿洗护用品；选择纯棉、透气宽松的衣服，勤剪指甲。

● 排查环境中容易引发湿疹的高危因素，比如尘螨、花粉、霉菌及动物毛屑等，远离变应原。

● 使用激素类药膏的时候要根据孩子湿疹的严重程度，选择适合浓度的药膏，在保证效果的同时确保安全性。如果孩子觉得特别痒，抓得厉害，甚至影响到了睡眠和生活，就可以考虑加用抗组胺药。如果不愿意给孩子用激素类药膏，或者激素类药膏控制效果不好，也可以在医生的指导下选择外用钙调磷酸酶抑制剂。

● 如果孩子湿疹大面积暴发，或者经过家庭护理和用药之后仍不见好转，都建议及时去医院，请医生进行综合评估，确定进一步的治疗方案。

尿布疹

尿布疹（俗称红屁股），顾名思义，是在使用尿布的过程中引起的皮肤问题，大多发生在尿布覆盖的部位。一方面，孩子的皮肤本身就比较娇嫩，屏障功能不完善；另一方面，没有清洗干净的排泄物或劣质的尿布，会刺激皮肤。这些因素都会导致孩子出现尿布疹。

尿布疹的典型表现

尿布疹的判断方法比较简单：只要是尿布覆盖区域的皮肤出现问题，而其他部位的皮肤并没有异常，就要考虑孩子是不是得尿布疹了。

轻度的尿布疹，臀缝、腹股沟处一般不出现皮肤异常，尿布包裹区域的皮肤，特别是接触尿布的部分会发红或出现一粒粒的小疹子。严重的时候，屁股上的皮肤可能出现红肿，甚至皮疹破溃、有液体渗出。

有些家长观察得很仔细，会发现孩子肛门周围发红，怀疑这是不是尿布疹。事实上，肛周皮肤的颜色本来就比其他区域的颜色要深，如果这些红色区域没有蔓延、肿胀，或孩子没有表现出不舒服的感觉，就是正常的，不用过分担心。

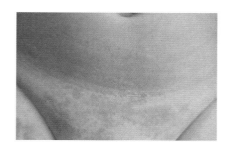

尿布疹

尿布疹不算少见，但好在它也不是很严重的皮肤问题。只要妥善护理，很快就会自愈。家长不用慌张。

尿布疹护理最重要的原则——清洁干爽

尿布疹是一种婴幼儿常见的皮肤疾病，但多数尿布疹只要科学护理，就会自愈。而学会尿布疹的护理方法，是每一位新手家长的必备技能。

应对尿布疹的基本原则，就是保持孩子的小屁股清洁和干燥，尽量减少小屁股和屎尿的接触时间。做好这一点，轻度的红屁股症状，通常在 3 天内就会显著缓解。

另外，家长如果发现孩子小屁股有变红的趋势，可以及时涂抹护臀霜，越早使用，就可以越早缓解红屁股，恢复得也就越快。

选择合适的纸尿裤

首先提醒家长要选择正规厂家生产的、正规渠道购买的纸尿裤。选择纸尿裤的原则包括透气性好、型号合适、吸水性好。这 3 点缺一不可。

很多家长在孩子得了尿布疹的时候，会给孩子换成中国传统的尿布，其实是不建议这么做的。因为老式尿布即便反复清洗，大多也不如纸尿裤干净，而且会越洗越硬，吸水性也不好。用老式尿布并不能更好地保护孩子的小屁股，还会浪费家长精力，不如选一款合适的纸尿裤来得好。

勤换纸尿裤

只要发现孩子排大便了，就要及时为孩子清洗小屁股和更换纸尿裤。至于排小便，根据实际情况更换就好，相信家长这方面也都很有经验。

现在的纸尿裤上面一般都会有一条线，等孩子排大小便之后，这条线颜色会变深，这时候就要换纸尿裤了。但如果孩子的小屁股已经开始有些红了，更换纸尿裤的次数就要再频繁一些。

保持小屁股清洁干燥

孩子每次排大便之后，家长要及时给孩子清洗小屁股，洗的时候最好用流动的温水，同时要用婴儿专用的洗浴用品，避免用一些刺激性强的皂类，以免加重尿布疹。

洗好之后可以用柔软的毛巾轻轻蘸干。注意是"蘸干"而不是"擦干"，因为已经红了的小屁股经受不起"擦"这个动作。也可以在清洗之后，用吹风机吹干皮肤，不过要注意避免烫伤孩子皮肤。

> **❗注意**
>
> 不建议给孩子穿开裆裤。穿开裆裤，虽然屁股透气了，但并不卫生，对改善尿布疹没有好处。

涂抹护臀霜

给孩子清洗好小屁股之后，就要涂抹护臀霜了，这是处理尿布疹问题中非常关键的一步。护臀霜可以帮助红屁股阻隔外面的尿液和粪便的污染，有利于红屁股的康复。

选择护臀霜的时候，建议选择主要成分是氧化锌和凡士林的产品，成分越简单越好。有的家长喜欢用橄榄油、茶树油等油脂类护肤品，但这类护肤品效果不如氧化锌和凡士林，而且油脂类护肤品容易蹭到衣服上，经常需要补涂，衣服也不好清洁。

如果用了以上方法之后，孩子还是不见好转，那就要找一下是否有其他原因，比如是否与过敏、使用抗生素及添加辅食等有关。刚添加了辅食的孩子，更容易得尿布疹，因为这时候的大便成分比以前会更复杂一些，对皮肤的刺激性更强。

孩子得了尿布疹，如何科学用药？

针对孩子的尿布疹，主要有 4 种药物可供选择。前面提到发现孩子得了尿布疹，要第一时间使用护臀霜。严格来讲，护臀霜不能算是药物。但为了方便大家记忆和使用，这里会把它和其他药物一起说明。

护臀霜

使用护臀霜是尿布疹的护理中必不可少的一步。尽量选择含有氧化锌或凡士林成分的护臀霜，其他成分尽量简单。如果孩子尿布疹比较严重，可以选择氧化锌含量较高的产品。家长可以根据实际情况选择喜欢的护臀霜品牌，质量合格就行。

- 使用方法：使用护臀霜前，要清洁并且一定要彻底蘸干孩子的小屁股。在皮肤发红的部位涂上护臀霜，像孩子的小屁股、大腿根、小腹、外阴处都可以涂抹，涂抹的厚度为 1 ~ 2mm，即完全看不到皮肤本来的颜色为宜。涂得太薄，起不到隔离水分的效果。

  另外，家长也没必要在孩子每次大小便之后都把护臀霜彻底清洗掉再涂抹。否则有可能因为清洗时用力过猛，而导致孩子皮肤遭受二次损伤。如果护臀霜外层被大小便污染得特别严重，可以用棉签蘸一些婴儿油，先把护臀霜擦掉，再用清水擦洗皮肤，局部清洁干燥之后再重新涂抹护臀霜。

抗真菌药膏

如果护理方法得当，轻度的尿布疹一般 3 ~ 4 天就会好转。如果处理不得当，尿布疹可能并发真菌感染。如果尿布疹反复发作不愈合，同时伴有白色的鳞屑或白色的水疱，就很有可能是并发真菌感染了。

这个时候，就需要额外使用抗真菌药膏，比如硝酸咪康唑乳膏（达克宁）。当然，是否为真菌感染，需要医生来确诊。

- 使用方法：每天在感染的部位涂抹 2 ~ 3 次抗真菌药膏，注意涂抹前要将局部清洗干净并保持干燥，用药后还应再抹一层护臀霜。

待孩子感染症状消失之后，比如红肿完全缓解，就可以考虑停药。如果使用抗真菌药膏两天后仍不见好转甚至有加重趋势，就得及时就医。

抗细菌药膏

尿布疹伴随细菌感染的情况虽然很少见，但一旦发生，同样需要额外用药。

如果孩子发生尿布疹的同时，伴有皮肤表面破溃、红肿，甚至流脓、有渗液等，多半是合并了细菌感染。这个时候，需要涂抹抗细菌药膏。为了避免出现细菌感染，通常在皮肤破损时就可以常规使用抗细菌药膏。

抗细菌药膏首选莫匹罗星软膏，如百多邦，也可以使用红霉素软膏。

- 使用方法：和抗真菌药膏的使用方法类似，先清洗小屁股然后保持干燥，然后每天在有破损的部位涂抹 2 ~ 3 次，之后再抹一层护臀霜。

待孩子感染症状消失之后，比如红肿完全缓解、破损愈合，可以考虑停药。但是，如果用药两天后症状不见好转甚至加重，或者持续一个星期破损还未愈合，要及时就医。

糖皮质激素软膏

轻度尿布疹不需要使用激素。但若是中度至重度的尿布疹，或尿布疹混合了湿疹，那么就可以使用弱效激素，比如力言卓（0.05% 的地奈德乳膏）或尤卓尔（0.1% 的丁酸氢化可的松乳膏）等。

❶注意

特别提醒各位家长，要在医生指导下使用激素软膏，因为不恰当地使用激素软膏，也是增加尿布疹真菌感染的重要原因之一。

如果医生确定可以使用激素药膏，那么家长就可以放心涂抹。激素类药膏使用时间一般不超过两周，且安全性好，家长不用太担心。

尿布疹常见用药

药物种类	使用方法	注意事项
护臀霜	选择含有氧化锌或凡士林成分的；在皮肤发红处涂抹，厚度为1～2mm	涂抹时要保持局部清洁干燥
抗真菌药膏	如合并真菌感染，可选硝酸咪康唑乳膏；真菌感染时使用，局部每天涂抹2~3次	使用两天不见好转或加重，要及时就医
抗细菌药膏	合并细菌感染情况少见，但若发生，需用此药；首选莫匹罗星软膏，也可用红霉素软膏；用法同抗真菌药膏	使用两天不见好转或加重，或持续一个星期破损还未愈合，要及时就医
糖皮质激素软膏	中度或重度尿布疹，或合并湿疹，可使用弱效激素；使用时间一般不超过两周	轻度尿布疹不需要使用

不推荐的几类药

总的来看，尿布疹的护理与用药并不难。轻度的尿布疹需要的是保持局部清洁、干燥，并及时涂抹护臀霜，如果并发感染，使用针对性的药膏即可。除了掌握这个原则，还要了解哪些药物不能使用。

◎ **各种精油**

精油具有挥发性，可能会引起孩子的呼吸道刺激症状，部分精油还可能导致孩子皮肤过敏。所以，不要给孩子乱涂精油。

◎ 爽身粉和痱子粉

美国儿科学会等权威育儿机构都明确指出：任何时候都不推荐给孩子用爽身粉。因为爽身粉不但对治疗尿布疹无效，还会刺激孩子的皮肤、堵塞毛孔，以及诱发变应性咳嗽或者哮喘等。痱子粉也同样不推荐。一些声称含有天然成分的痱子粉，反倒可能为滋生病原体提供有利条件。

◎ 民间偏方

坊间流传的用茶叶水、淘米水等清洗皮肤，也不要相信。这些洗护方式没有确切证据显示有效，还存在卫生隐患，反而会增加孩子皮肤感染的风险。

出现哪些情况要及时就医？

绝大多数尿布疹都可以通过居家护理以及使用护臀霜自行好转。如果出现以下情况需要及时就医。

- 常规护理和使用护臀霜之后不见好转，甚至有加重的趋势。
- 患尿布疹的同时，皮肤表面还出现水疱、破溃或者其他严重情况。
- 纸尿裤覆盖面以外的区域皮肤也出现异常，要去医院排除一下其他皮肤疾病。
- 患尿布疹的同时，孩子出现发热、精神状态不佳、异常哭闹等。

要和医生说清楚这些情况：
- 留取典型部位的照片，能帮助医生做出更准确的评估。
- 详细记录用药的时间和药物种类。

忙碌爸妈速查速记

● 一般轻度的尿布疹在科学护理 3 天左右就可以明显改善。

● 应对尿布疹的基本原则就是保持孩子的小屁股清洁和干燥。选择合适的纸尿裤、在大小便后及时更换纸尿裤、清洗屁股，及时涂抹护臀霜，能有效预防、缓解尿布疹。

● 和成人比起来，孩子的皮肤娇嫩得多，更容易因外界刺激而发生损伤。如果发生尿布疹时除了有红斑，还出现了皮屑、水疱、破溃、感染等情况，或在腹股沟、臀缝、身体其他部位也出现了皮肤异常变化，就需要留意，需要请皮肤科医生检查。

● 各种精油、爽身粉、痱子粉以及民间偏方，都不要给孩子用。

痱子

痱子又称汗疹或热疹，是孩子非常常见的皮肤病，是汗液排出的过程不顺畅，堵塞了小汗腺，进而引起的皮肤炎症。潮湿闷热的空气、穿得太多、剧烈运动，这些因素都可以导致孩子出很多汗，从而引发痱子。

痱子的典型表现及常见原因

很多家长以为痱子从外观看一般都是红色的，其实不然。痱子根据炎症程度来划分，可以分为 3 种——白痱、红痱和脓痱。

白痱：透明小水疱，没有炎症

白痱尤其常见于刚出生 1 周的新生儿，有的孩子甚至从出生起就长了，但等孩子再大一点就比较少见了。从外观上看，它是直径为 1 ~ 2mm 的小水疱，看上去就像透明的小水滴，水疱之间可以互相融合，非常容易破裂，但不会引起明显的炎症，也不会发红。

白痱常常出现于新生儿的头部、脖子和身体的上半部分。因为不会出现炎症，所以孩子不会痒，有的孩子可能会出现轻微脱皮。

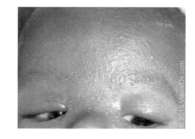

白痱

出现白痱，家长不用着急。只要让孩子在凉爽的环境下待着，通常在几小时或者几天后，这些白痱就会彻底消退。

红痱：红色小疙瘩，周围有炎症

我们最常看到的痱子，就是红痱了。红痱通常会出现在孩子的脖子、腋窝，或者腹股沟这些容易出汗、有褶皱的部位，脸上和脚上比较少见。与白痱不同的是，因为炎症反应，红痱会呈现一粒粒的红色小疙瘩，有的疙瘩表面可以看到小水疱或者小脓包。孩子会又痒又痛，一出汗症状还会更明显。

> **！注意**
>
> 痱子和湿疹的简单区分方法：湿疹是成片的，痱子是一粒一粒的；湿疹看上去比较粗糙、干燥，有增生、肥厚的皮疹，而痱子并不会粗糙、干燥，但在后期好转的过程中会有较多结痂，摸起来硬硬的，很粗糙。

脓痱：带白头的红色脓疱，炎症较重

当红痱被细菌感染出现脓疱的时候，就变成了"脓痱"，表现是一粒粒带白头的小疱，不仅痒，还会有刺痛感。脓痱是痱子当中最难愈合的一种类型。孩子出现脓痱，除了常规的护理，还需要用药。

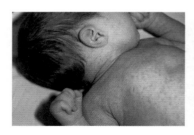
红痱

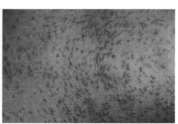
脓痱

什么情况下孩子容易得痱子?

孩子之所以容易长痱子,主要是因为小汗腺没有发育完全,而只要是能引起出汗增多或是小汗腺堵塞的情况,都可能会引起孩子长痱子。生活当中最容易导致孩子长痱子的情况如下。

- 孩子所处的环境温度太高。比如,妈妈夏季坐月子期间室内温度太高,或是将孩子捂得过于严实。
- 孩子活动比较剧烈,出汗多。
- 孩子生病发热。生病发热时体温升高,汗也会增多,如果不及时擦掉,就容易长痱子。
- 洗澡频率比较低,脱落的角质和脂质没有及时去除,容易堵塞小汗腺。
- 涂在身上的保湿霜太油腻。
- 在光照强烈的天气外出时,没有给孩子及时防晒。

痱子的家庭护理

痱子是一种婴幼儿常见的皮肤疾病,只要做好科学家庭护理,多数痱子都会很快自愈。

做好这 6 个方面,帮助痱子消退

护理长痱子孩子的关键,一方面是让孩子感觉更舒服一些,另一方面是避免痱子进一步加重。

◎ 室温控制在 25℃左右

特别是在夏天室外温度高的时候,尽量少带孩子出门玩。室内温度控制在 25℃左右为宜。在没有空调的情况下,需要开窗通风或者使用电风扇。

◎ 减少孩子的活动

环境温度高的时候，尽量减少孩子的活动。在孩子剧烈运动或者玩闹之后，也要及时将孩子的湿衣服更换为干燥的衣物，再进入凉爽环境里如空调房，从而帮孩子散热。

◎ 孩子发热要及时退热

如果孩子发热了，出汗就会变多，也容易长痱子。这时候千万不要捂汗。如果孩子体温高或精神状态差，要及时服用退热药物。

关于退热的方法，详见"发热"一节。

◎ 孩子穿着尽量轻薄、透气

尽量给孩子穿纯棉的、浅色的衣服，帮助他散热。如何判断孩子穿着是否合适呢？一个简单的方法是：家长把干燥的手掌放到孩子的后背上，如果孩子后背没有出汗，温温的，说明穿得正合适。

除了衣服，还要注意纸尿裤的穿戴。当孩子排尿 2 ~ 3 次或是排便之后，要及时给孩子换纸尿裤。如果家长不太会判断，可以买带有显色条的纸尿裤，以便提示家长给孩子及时换纸尿裤。

另外，纸尿裤要买透气性好一点的，平时要经常把纸尿裤打开，适当地晾一晾，帮助纸尿裤覆盖部位的皮肤散热，从而避免痱子发生。

◎ 掌握正确的洗澡方式

总体原则是，夏天可以给孩子多洗澡，出汗多的时候可以随时洗澡，比如孩子玩闹之后就可以洗澡。夏天给孩子洗澡水温保持在 30 ~ 35℃为宜，以孩子觉得舒服为准。

如果孩子已经长痱子了，家长可以用软毛巾轻柔地擦拭孩子长痱子的皮肤，这样可以擦洗堵塞小汗腺的碎屑。注意不能太用力。如果不太好把握力度，可以用婴儿专用的沐浴露清洗，但如果炎症反应比较明显或脓头较多时，可以不使用沐浴露。

◎ 严格地给孩子防晒

为了避免孩子的皮肤过多接触紫外线，建议在夏天的上午 10 点到下午 4 点之间，尽量不要带孩子外出，尤其注意避免阳光直射。

如果必须出门，一定要给孩子涂抹防晒霜。挤硬币大小的量，均匀地涂抹在孩子的皮肤上。在给孩子挑选防晒霜的时候，选择成分相对比较温和的产品。日常防晒，不同年龄的孩子防晒霜的选择也会有所不同。

- 6 月龄至 2 岁的孩子：选择 SPF（防晒指数）15 ～ 30 的防晒霜。
- 2 岁以上的孩子：选择 SPF30 左右的防晒霜。
- 如果孩子平时出汗多，或者去紫外线比较强烈的户外，就选择 SPF50 的防晒产品，但要注意及时清洗。

当然，也要注意给孩子进行物理防晒，比如给孩子戴太阳帽或者打遮阳伞，帽子的帽檐阴影要能遮住孩子整张脸。美国儿科学会建议使用帽檐约 7.5 厘米宽的帽子，这样才能达到防晒的效果。

两招防止孩子抓挠

孩子长痱子时，会因为瘙痒而抓挠。这么一来，皮肤容易损伤，痱子也好得更慢。这时候，家长可以先做两件事。

◎ 给孩子做冷敷

可以用蘸了冷水后拧干的冷毛巾，敷在孩子特别痒的部位；或者用毛巾裹着冰袋做冷敷。这么做，一方面能止痒，另一方面能降低皮肤局部温度，促进痱子好转。

如果使用了上述措施还缓解不了的话，建议可以用药，具体方法后文会有详细介绍。

◎ 给孩子剪指甲，告诉孩子抓挠的坏处

给孩子剪指甲，可以避免其挠破皮肤，也可以避免形成"瘙痒—抓挠—

瘙痒"的恶性循环。

如果孩子的指甲只有一点点长，就可以直接用指甲锉把指甲磨圆磨短。对于大孩子，家长可以耐心地和他沟通，让孩子意识到用手抓挠皮肤的坏处。告诉孩子，如果觉得很痒，要及时告诉爸爸妈妈，不要自己抓挠，爸爸妈妈会想办法给孩子止痒的。

孩子得了痱子，如何科学用药？

一般来说，只要所处环境室温适宜、清洁，痱子就能很快好转。但如果症状严重，变成红痱和脓痱或痒得很厉害，就可以考虑用下面这 3 种药物。

炉甘石洗剂

炉甘石洗剂止痒效果好，安全性高，极少会引起过敏。如果孩子痒得厉害，每天多次涂抹也可以。炉甘石洗剂的水分蒸发后，会在皮肤上留下一层石灰粉，这层石灰粉对皮肤并没有害处，不必涂一次洗一次，每天清洗一次即可。

但要强调三点：第一，涂抹的时候，尽量避开眼睛周围；第二，原本就有湿疹的孩子，在得了痱子之后，不适合用炉甘石洗剂，因为会导致局部皮肤干燥而加重湿疹；第三，皮肤表面有破损的地方不适合涂抹。

抗组胺药

如果经过日常护理和使用炉甘石洗剂之后孩子还是很痒，可以考虑短期口服抗组胺药物来止痒，比如盐酸西替利嗪、氯雷他定等。但在使用前要咨询医生，让医生根据孩子痱子的严重程度，选择合适的药物和用量。盐酸西替利嗪滴剂适合 6 月龄以上的孩子，氯雷他定糖浆适合 2 岁以上的孩子。

抗生素类药物

前面讲过，红痱若未得到及时有效的护理，就可能变成脓痱。脓痱常常伴随细菌感染，如果医生评估之后，发现细菌感染的可能性比较大，可以采用抗生素治疗。

适合孩子用的抗生素类药物是夫西地酸或者是莫匹罗星药膏等，这两种药物都比较安全。大多数痱子不会发展到脓痱阶段，所以通常用不到这类药膏。

不推荐的几类药

市面上号称针对痱子的药物很多。这些药物能用吗？其实，市面上很大一部分的产品都是需要慎重选择的。

◎ 痱子粉、玉米粉等粉类制品

痱子粉用在孩子身上，显得很干爽，能吸收汗液，看起来似乎很有用。实际上，目前没有研究证明痱子粉能治疗和预防痱子，相反，把它涂在孩子的皮肤表面，还会影响散热，痱子反而好得更慢了。

另外，粉类产品可能造成孩子误吸，从而引起呼吸道不适症状。所以不单是痱子粉，其他粉类产品也都不建议用来防治痱子。

◎ 含有酒精的花露水

花露水涂上去后使人感觉清清凉凉的，能起到一定的止痒作用。但这种凉爽的感觉主要是因为花露水里含酒精，酒精挥发能散热，从而使皮肤表面温度降低。

小孩子皮肤娇嫩、吸收能力强，花露水涂在孩子身上之后，有一部分酒精会被皮肤吸收掉，可能会对孩子的健康造成影响。

所以，任何含有酒精成分的产品，都不建议给孩子用。

◎ **宣称不含激素的海外产品**

这类产品主要是以一些日本的海淘产品为主，比如 After Bite、无比滴等，这两款产品宣称可以用来缓解孩子蚊虫叮咬之后痒的症状。

After Bite 和无比滴有不同的颜色和规格，彼此之间的成分有区别，但通常都会包含苯海拉明、樟脑或者薄荷的任意一种或多种。苯海拉明是一种外用的抗组胺成分，外用可能起到一些止痒作用，但不建议给 2 岁以下的孩子使用。樟脑或者薄荷，是非激素类的止痒成分，虽然能止痒，但给 2 岁以下的孩子使用会有潜在风险。

所以，不推荐给 2 岁以下的孩子使用这类药物来治疗痱子，即便是蚊虫叮咬也不建议用。

另外，还有一款叫"桃子水"的网红海淘产品，据说防治痱子效果特别好。但从成分表看，它本质上只是一款普通的保湿产品，如果单纯用来保湿、滋润皮肤是可以的，对防治痱子没什么作用。

◎ **用来泡澡的各种产品**

通常用来泡澡的产品，大部分都是以中药或者植物成分为主，比如金樱花、艾叶、茶叶或十滴水等。

目前并没有任何科学研究证实，用这些含有中药或者植物成分的产品泡澡，能缓解或者预防痱子。不单单是这样，这些产品对于其他皮肤病也没有任何作用。

除此之外，这些产品的成分往往比较复杂，很容易引起孩子过敏。另外，常常用来泡澡的十滴水，除了含有中药成分之外，还含有酒精和樟脑成分，更是不能用。平时给孩子洗澡的话，用清水就好。

总之，各种粉类制剂、含有酒精成分的产品、网红款的海淘止痒产品，以及用来泡澡的天然植物制剂等，都不建议用来治疗痱子。可能有家长会觉得疑惑，之前给孩子用了之后，痱子明显好多了，为什么呢？

这是因为绝大多数的痱子都是有自愈性的，也就是说，即使家长不做任何处理，它最终自己也能慢慢好起来。但如果采取了错误的方法，没有用不说，反而会让痱子好得更慢，甚至带来一定潜在风险。

家长只要记住，如果孩子痱子不严重，只要做好家庭护理就可以了；如果出现红痱甚至脓痱，用之前推荐的几种药物就足够了。

出现哪些情况要及时就医？

大多数的痱子在环境温度降下来之后，再加以细心的护理就会好起来，但也有一些严重的情况需要警惕。

- 经过常规护理和降低室温之后症状不见好转，甚至有加重的趋势。
- 出痱子的同时，皮肤表面出现化脓、破溃，孩子拒绝触碰，或者有其他严重情况。
- 出痱子的同时，孩子出现发热、精神状态不佳、异常哭闹等症状。

要和医生说清楚这些情况：

- 针对痱子不同的严重程度，留取典型部位的照片。
- 详细记录护理过程，用药时间和药物种类。

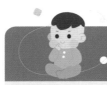

忙碌爸妈速查速记

● 保证居住环境温度适宜，孩子穿衣合适、及时擦汗洗澡，注意给孩子防晒，能有效地缓解或预防痱子。

● 要注意别让孩子用力抓挠痱子，局部冷敷、给孩子勤剪指甲，必要时用药止痒，都是不错的方法。

● 孩子得了痱子之后，使用炉甘石洗剂、抗组胺药可以用来止痒；如果确认合并了细菌感染，可以遵医嘱使用抗生素类药膏。

● 一般情况下，只要护理得当，痱子两三天就会好转，家长不用过于焦虑。

● 和成人比起来，孩子的皮肤娇嫩得多，更容易因外界刺激而产生损伤。如果除了痱子，孩子还出现了局部皮肤有皮屑、水疱、破溃、感染，及发热等异常情况，家长就需要留意，并及时请皮肤科医生检查。

荨麻疹

荨麻疹，俗称风团，常表现为皮肤突起的水肿性红色风团，可遍布全身，一般都会伴随剧烈瘙痒，这种瘙痒可能会干扰孩子正常的睡眠、生活或学习。多数情况下，荨麻疹在几个小时内消退，一般不超过 24 小时。

荨麻疹的常见原因

荨麻疹病因复杂，过敏、感染、食物、药物、物理因素等都可以引起。

◎ **接触了某些变应原，会引起荨麻疹**

吃了容易引起过敏的食物，如鸡蛋、坚果、鱼、贝类、水果、酒等；或者是吸入或接触了某些容易引起过敏的东西，如花粉、动物毛屑、刺激性气体、乳胶制品等；或是使用了某些容易导致过敏的药物，如青霉素类药物等，都可能引发荨麻疹。

◎ **病毒、细菌、寄生虫等感染，也会引起荨麻疹**

有研究表明，感染某些病毒、细菌或寄生虫后，有可能发生急性荨麻疹，特别是儿童。

◎ **被蚊虫叮咬后，也可能引起荨麻疹**

夏天，各种蚊虫都很活跃，部分蚊虫叮咬可引发荨麻疹。除此以外，外

！注意

发作持续超过6周以上就可以称为慢性荨麻疹了，对于慢性荨麻疹，在现有的医疗水平下，大部分还找不到确切的病因。

界的刺激，比如太阳光照射、吹冷风；孩子身体状态发生变化，比如体温发生改变、内分泌发生改变、精神紧张、过于劳累等，都可能引发荨麻疹。

经常会有家长问："荨麻疹是遗传病吗？"

回答这个问题前，需要先了解一个词，那就是"特应性"。特应性，通俗来讲，指有过敏倾向。经常发生荨麻疹或者有慢性荨麻疹家族史的人，以及有哮喘、变应性结膜炎、变应性鼻炎等病史的人，他们的体质就可以称为特应性体质。这种体质有一定的遗传倾向，后代特应性体质的概率会比普通人偏高一些，所以会比较容易患荨麻疹。

荨麻疹的典型表现

荨麻疹的症状较典型，患病的孩子身上突然出现很多像蚊子包一样的扁平疙瘩，有时候疙瘩甚至连成一片，或者呈大片淡红色水肿性的斑片，还可能出现突发的口唇、阴茎水肿。孩子身上的扁平疙瘩此起彼伏，像风一样游走不定，消退后一般不留痕迹，即"骤起骤消"。

荨麻疹发疹时局部瘙痒明显，傍晚和夜间痒感更为剧烈，但也有极少数孩子可能无瘙痒感。

荨麻疹的家庭护理

通俗来讲，荨麻疹其实是一种皮肤过敏。所以，家庭护理中首先需要做的就是寻找诱发孩子发病的变应原，并且尽量避开它。

寻找并远离变应原的方法

◎ 养成日常记录饮食、物品接触的习惯

对于容易得荨麻疹的孩子，家长要每天记录孩子的饮食日记、接触的物品种类和皮疹发作情况。

如果孩子在暴露于某种特定诱发因素后不久（常为 1 ~ 2 小时）出现了荨麻疹症状，就说明环境中存在诱发过敏的高危因素，比如饮食、穿着、日常用品、接触物等，需要对这些因素进行仔细排查，这时候翻看记录对尽快找到变应原有很大帮助。

> **⊕ 注意**
>
> 有一点要提醒家长，孩子过敏的严重程度和吃下的引起过敏的食物的量不一定呈正比。如果孩子对某样食物尤其敏感，哪怕只是吃一小口，也可能引起全身皮疹发作，这种情况家长都要细心记录下来。

查找变应原需要细心观察和总结规律，如果两次接触同一种物质后都有发病，那就需要高度怀疑孩子对该物质过敏了，要注意避免再次接触，以减少复发。

◎ 关注食品成分表，更好地避开变应原

很多时候家长可能知道需要回避某样食物，却会忽视其他一些含有这种食物成分的食品，尤其购买的食品，很多家长都没有看成分表的意识。

比如，一个孩子对花生过敏，那么就要注意回避所有含有花生成分的食品，比如饼干、面包、汤圆等，购买前要仔细看这些食品的标签成分说明。

◎ 在皮疹发作期，不要吃平时没吃过的食物

在孩子皮疹发作期间，注意不要吃平时没吃过的食物，以免孩子症状反复时弄不清是原有疾病导致的，还是又出现了新的变应原。

也不要给孩子吃辛辣刺激性食物，即使孩子以前对这些食物不过敏。因为辛辣刺激性食物可能会增加皮肤的敏感性，使皮肤更加瘙痒。

注意清洁，选择宽松透气的衣服

在孩子患病期间，还要多注意一些衣食起居的小细节，选择合适的生活用具。

衣物方面，尽量选择纯棉、宽松、透气的贴身衣物。新买的衣服要清洗过再穿，否则上面的一些颜料或化学成分可能会对皮肤产生刺激。

洗护用品方面，孩子患病期间，最好不要用以前没用过的洗衣液、洗发水、沐浴露、润肤剂等，以免在症状反复时，不能确定是原有疾病导致的还是新的接触物过敏导致的。

家庭卫生方面，注意除尘、除螨，以及清理潮湿发霉的角落。使用吸尘器时尽量让孩子离开现场，因为吸尘器会扬起一些灰尘，如果孩子对粉尘或尘螨过敏，也可能会诱发或者加重其过敏症状。

尽量不要让孩子抓挠，否则越挠越痒

除了远离变应原、做好日常的清洁之外，还要注意当孩子觉得身上很痒时，尽量不要让他挠。孩子的指甲也要经常修剪并磨光滑。

抓挠会让皮肤毛细血管扩张、通透性增强，使血浆、组织液里的组胺物质渗透到真皮层，加重皮疹及瘙痒。组胺物质是身体内的致痒介质，它会刺激皮肤内神经末梢，引起瘙痒。越痒越挠，越挠越痒，形成恶性循环。另外，也不要让孩子剧烈运动，避免情绪激动。降低室温、用冷水擦洗或冷敷，可以适当帮助孩子缓解瘙痒。

孩子得了荨麻疹，如何科学用药？

荨麻疹通常分为急性荨麻疹和慢性荨麻疹，两者的用药原则、用药方法不同。

急性荨麻疹的用药原则：对症处理

急性荨麻疹的对症处理主要指的就是止痒，可以使用炉甘石洗剂或者第二代抗组胺药；如果伴随发热，也可以用退热药缓解发热。对于病毒感染引起的荨麻疹，更是没有特效药，对症处理等待自愈就可以了。

◎ 抗组胺药

抗组胺药首选第二代抗组胺药，不建议用第一代。第二代抗组胺药安全性好、不良反应少（少数可能出现困倦、嗜睡、烦躁激动、口干、眼干表现），常用的是盐酸西替利嗪滴剂、氯雷他定糖浆。

◎ 炉甘石洗剂

外涂炉甘石洗剂可以作为缓解瘙痒的辅助手段。凉毛巾外敷对减轻皮肤瘙痒也有较好的效果，但寒冷性荨麻疹除外。寒冷性荨麻疹是由于皮肤受寒冷刺激引起的，用凉毛巾外敷反而会加重症状。

慢性荨麻疹的用药目的：缓解症状

对于多数慢性荨麻疹，以目前的医疗水平还不能找到其确切原因，对症处理的目的也只是缓解症状。医生一般会先给予普通剂量的第二代抗组胺药治疗。如果用药 1 ～ 2 周不能很好地改善症状，医生一般会增加用药，比如给予糖皮质激素等。但具体用什么药、吃多少，要在医生的指导下进行，家长不要自行决定。

对于大多数患儿，一般推荐在症状控制良好的情况下，3 个月后再逐渐减量直至停药。

不推荐的几类药

孩子得了荨麻疹，很多家长病急乱投医，经常会踩一些"坑"，用一些不适合的药物或者方法，反而加重了孩子的病情。

◎ 不推荐使用偏方治疗

用淘米水洗澡、芦荟涂抹，以及金银花、菊花、艾草、无花果等各种植物叶子煮水擦洗等都不建议使用。这些方法对缓解荨麻疹症状并无帮助，反而容易对皮肤产生刺激性，引起更严重的接触性皮炎。

但有些家长会发现，用了这些方法之后孩子的荨麻疹症状确实改善了很多。一方面，因为荨麻疹本身具有自限性，也就是说即使不用药，也会自行缓解；另一方面，通过洗澡、涂抹的方式，会使皮肤温度降低，从而减轻症状，其实就像前文提到的，直接拿凉毛巾外敷也有类似的效果。

◎ 不推荐长期使用激素

如果孩子有严重荨麻疹或经口服抗组胺药不能有效控制症状时，医生可能会建议短期使用激素类药物。激素类药物用于治疗荨麻疹，不推荐长期使用，且为处方药，一定要带孩子去医院就诊，由医生评估情况后开具处方并在医生的指导下使用。

出现哪些情况要及时就医？

虽然大约 2/3 的急性荨麻疹是会自愈的，但一些荨麻疹患儿可能会存在危险的变态反应。如果孩子突然出现荨麻疹或水肿并且伴有任何下述症状之一，请立即带孩子去医院。

- 孩子的精神状态很差。
- 孩子出现呼吸困难、咽喉发紧、咳嗽喘息等情况。

- 发生荨麻疹的同时伴随发热或者其他严重症状。
- 用药后症状不见缓解，甚至加重。

要和医生说清楚这些情况：

- 孩子发病前有无发热、感冒、咳嗽、腹泻，或者接种疫苗。病程、发作频率、皮疹持续时间、昼夜发作规律、风团大小及数目、风团形状及分布等。
- 孩子是否合并血管性水肿，即孩子面部、唇、四肢以及外生殖器等部位是否有肿胀，是否伴随瘙痒或疼痛。
- 孩子身上的红疙瘩消退后是否有色素沉着，是否伴有发热、咳嗽、气喘、鼻塞流涕、恶心、呕吐、腹痛、腹泻、胸闷等症状。
- 孩子及家族其他成员的过敏史以及孩子的既往病史、用药史以及治疗反应等。
- 孩子的饮食日记，要尽量记录得详细些，包括孩子所有入口的东西、平常没吃过或很少吃的食物，以及一些容易引起过敏的食物。注意，不止食物，只要是孩子入口的东西，都要一一记录。孩子日常的生活习惯、生活环境或学校环境最好也记录清楚。

去医院后，可能要做的检查：

对反复发生荨麻疹的患儿，医生可能会考虑给予血常规、尿常规、大便虫卵、C 反应蛋白、红细胞沉降率、肝功能、幽门螺杆菌、自身抗体、甲状腺激素及抗体等检查，看看是否有特殊情况。

对于怀疑体内发生变态反应（即过敏）的患儿，必要时可考虑进行变应原 IgE 检查。例如，一个往常不吃海产品的孩子，在一次吃了虾饼后发生了荨麻疹，则考虑进行虾特异性 IgE 检查，尤其是发病前未进食其他新的食物时。

这里要提醒家长注意的是，阳性结果不能确定一定是该物质引起的过敏，但具有提示意义；而阴性结果并不能排除过敏，还要由有经验的医生结合实际情况判断。

诚然，如果孩子每次吃这个食物都出现这样的皮疹，停掉这种食物就会慢慢好起来，那么基本就可以确定是这个食物引起的了。

忙碌爸妈速查速记

● 大部分急性荨麻疹是过敏、感染、药物或某些理化刺激引起的，大部分慢性荨麻疹目前还没有找到确切的发病原因。

● 荨麻疹最明显的症状是皮肤出现剧烈瘙痒的红色风团，看上去就像蚊子咬的扁平包块，甚至连成片，并且这种风团可以在数小时内自行消退不留痕迹。

● 家长日常要记录孩子的饮食、所接触的物品，注意查看食品成分表，有助于寻找并回避可疑变应原。

● 给孩子选择宽松透气的衣服，不要随意更换洗护用品，家里注意除尘、除螨，尽量不要让孩子抓挠搔痒处。用冷水擦洗或冷敷，可以在一定程度上缓解皮肤瘙痒。

● 急性荨麻疹，对症处理等待自愈就可以了，推荐口服抗组胺药和外涂炉甘石洗剂来缓解瘙痒。慢性荨麻疹，用药方法类似，但可能需要增加用药剂量或使用糖皮质激素类等药物。

● 孩子得了荨麻疹后，不推荐使用淘米水洗澡、芦荟涂抹、各种叶子煮水擦洗等偏方，也不推荐长期使用激素。

● 虽然大多数急性荨麻疹都会自行缓解，但是急性荨麻疹也可能会引发严重的变态反应，如果孩子症状严重，要及时就医。

蚊虫叮咬

蚊子、臭虫、跳蚤等叮咬皮肤后，可能会造成虫咬性皮炎，这是皮肤科门诊中很常见的一类疾病。这种病春季开始，夏秋季多发，和地区气候差异、宠物饲养、家庭卫生等也有一定的关系。小孩子的皮肤娇嫩，更容易被蚊虫叮咬，所以婴幼儿的虫咬性皮炎比成人更多见一些。

蚊虫叮咬的典型表现

蚊虫叮咬，主要发生在身体的暴露部位，比如面部、脖子、四肢、手背、足背等。如果孩子抱了宠物或者曾在草地上玩耍，穿了在柜子里放置很久的衣物等，都有可能发生虫咬性皮炎。

典型的虫咬性皮炎，表现为梭形的偏硬的小鼓包（丘疹），有的顶端还会有小水疱。有时候还可能出现红斑、肿胀、风团，叮咬的部位可能还有被咬的痕迹。

如果叮咬的地方位于面部、眼周、耳郭、手背、足背，更容易出现红肿、水疱及大疱，瘙痒更明显。肢端肿胀严重者可能会出现麻木感、行走障碍，以及轻度疼痛等。

另外，如果孩子因为痛痒难耐而抓破皮肤，还可能诱发感染。

注意与其他皮肤疾病的区别

儿童常见的皮肤问题如荨麻疹、水痘等，容易被误以为是蚊虫叮咬伤。

一般说来，如果孩子身上突然出现很多小疙瘩（丘疹）、小水疱（丘疱疹），或蚊虫不太容易接触到的部位出现皮肤损伤，家长要留意，不能盲目地当作普通的蚊虫叮咬而不重视。

家长要记得仔细检查一下孩子头皮里面是否有小疙瘩。如果头皮里有的话，就得警惕可能是水痘，建议到医院让医生明确诊断。水痘是一种传染性疾病，皮疹表现为水疱样，里面有液体。破裂后液体会渗出，进而结痂，结痂脱落后即愈合。

蚊虫叮咬后的家庭护理及科学用药

生活中遇到的多数蚊虫叮咬损伤，都不会很严重，妥善处理后，很快就能恢复。发现孩子被蚊虫叮咬了，要进行科学的家庭护理，必要时用药治疗。

清洗虫咬部位

首先用碱性肥皂水或清水清洗虫咬部位。同时，要跟孩子强调，不要抓挠，避免抓破皮肤引起感染。及时给孩子修剪手指甲，嘱咐孩子勤洗手。

必要时冷敷处理

如果虫咬处出现了水疱和肿胀，那么可以冷敷肿胀部位。可以用冰凉的生理盐水或纯净水浸湿毛巾，拧干后敷在虫咬处，或直接用毛巾包裹冰袋、冰水瓶，敷在肿胀处 10 ～ 15min。根据具体情况，一天可以敷上三四次。

外用洗剂或口服药物

如果皮疹轻微，或仅有一些丘疹、丘疱疹，没有明显瘙痒，可以直接外用炉甘石洗剂，每天 3 次左右，通常皮疹都能很快消退。

丁酸氢化可的松乳膏或地奈德乳膏，可以抗炎消肿，短期使用不用过于担心不良反应。夫西地酸软膏或者莫匹罗星乳膏，可以涂在皮肤破损的地方，预防或者治疗感染。如果瘙痒剧烈，甚至影响到孩子的生活和睡眠，那就需要口服抗组胺药来帮孩子缓解症状了。2 岁以上的孩子可以服用氯雷他定口服液，6 月龄以上孩子可以服用盐酸西替利嗪滴剂。

这 3 类产品不要乱用

这几年，市面上出现了越来越多的海淘药物，号称可以驱虫消炎、清凉止痒等。但并不推荐使用下面提到的 3 类产品。

◎ 泰国的青草膏、日本的无比滴等

青草膏的主要成分是樟脑、百里香、尤加利树精油和松香。无比滴的主要成分是苯海拉明、地塞米松、甘草次酸、薄荷醇和樟脑。

青草膏和无比滴主要靠樟脑和薄荷醇起到清凉止痒的作用。年龄较小的孩子使用，可能会存在潜在风险，所以不建议作为蚊虫叮咬后的首选药物。

◎ 清凉油、风油精以及花露水

这些产品中，有的含有薄荷、樟脑，还有的会添加酒精、冰片。小孩子皮肤娇嫩，这些成分可能会进一步刺激皮肤，所以也不建议给孩子用。

◎ 各种偏方和自制"药水"

医生在门诊工作中，不时会看到给孩子乱涂茶油、精油，或者是用不知种类的植物种子磨成粉涂在皮肤破损处，造成孩子皮肤进一步损伤的事例。孩子皮肤娇嫩，家长就不要随便使用这些自制"药水"了。

预防蚊虫叮咬的方法

蚊虫叮咬，重在预防，最经济、最安全的方法就是挂蚊帐、装纱窗。夏季黄昏开灯后要及时拉上窗帘，避免蚊虫因趋光习性进入室内。要保持室内卫生，勤洗勤晒被褥、凉席。地毯、沙发等要经常用吸尘器吸一吸。有宠物的家庭需要做好宠物和宠物窝的清洁工作。厨房、浴室、台盆里的积水要及时清除，地漏、下水管道安装防返流装置。经常更换水培植物的水，避免蚊虫滋生。不要带孩子去花草密集、杂草丛生的地方玩耍。注意给孩子涂抹合适的驱蚊产品。

出现哪些情况要及时就医？

大多数蚊虫叮咬，都不会很严重，悉心护理后很快就能恢复。但也有一些严重的情况，需要家长提高警惕。

- 孩子突然出现呼吸困难，失去意识，精神萎靡。
- 多个疹子同时出现，或者疹子持续增多，全身瘙痒，肿胀严重等。
- 伴有发热，或者伤口流脓、皮肤温度明显升高、肿胀持续加重等提示感染的症状。
- 居家处理不当导致皮肤损伤加重等。

要和医生说清楚这些情况：

- 如果能打死或者捉到叮咬孩子的蚊虫，尤其是不太常见的物种，需要拍照或者留取标本供医生参考。
- 被蚊虫叮咬之后，留取被咬部位不同发展阶段的照片，帮助医生评估。
- 记录护理过程、用药时间和药物种类。
- 孩子以往过敏性疾病的病史记录。

● 生活中遇到的多数蚊虫叮咬损伤，都不会很严重，妥善处理后，很快就能恢复。

● 蚊虫叮咬后，可以清洗、冷敷被叮咬的部位，炉甘石洗剂可以用于止痒。必要时，可以在医生的指导下，涂抹弱激素类药膏或者抗生素类药膏、口服抗组胺药等。

● 不建议盲目使用海淘止痒抗炎产品、清凉油、花露水，尤其是各种成分不明的偏方。

● 虫咬部位除了红肿发痒之外，如果出现了水疱、感染或并发其他异常情况，最好去医院皮肤科就诊。

幼儿急疹

幼儿急疹，也叫玫瑰疹、蔷薇疹、第六病，是儿童皮肤科门诊最常见的疾病之一。幼儿急疹，是因为孩子感染了人类疱疹病毒 6 型（HHV-6）引起的。HHV-6 是一种毒力较弱的病毒，通过呼吸道分泌物，比如口水、鼻涕等飞沫传播。幼儿急疹一般在春季高发，3 岁以内的儿童多见，尤其是 6 ～ 15 月龄的孩子。不少孩子第一次发热就是因为幼儿急疹。

幼儿急疹的典型表现

幼儿急疹的症状较典型，主要表现为发热和皮疹，最大特点是"热退疹出"。

突发高热

感染了 HHV-6 的孩子，会突发高热，大多数体温会达到 39 ～ 41℃，但是发热之前大多没有明显的症状，所以有些家长会觉得"白天孩子还好好的，晚上就突然开始高热了"。

发热期间孩子一般精神状态会比较好，可能仅伴有轻度的食欲减退，有少部分孩子会出现咳嗽、恶心、呕吐、轻微的咽痛等症状，偶尔会出现高热惊厥。这样的发热一般持续 3 天左右。

❶ 注意

很多病毒感染都会导致皮疹，另外，风湿热、川崎病等疾病也有发热后出疹的表现。风湿热除了可能有皮疹，典型的表现是关节炎和心脏炎，好发于5~15岁儿童和青少年，3岁以下婴幼儿极少发病。患川崎病的孩子，高热达39~40℃，可持续1~2周，病后1周内可有全身皮疹，尤其是肛周皮肤的发红、脱皮，另外还有颈部淋巴结肿大、心脏炎等表现。如果家长实在放心不下，建议去医院诊断一下更为稳妥。

皮肤红疹

幼儿急疹的皮疹常常是在退热之后的 1 ~ 2 天内出现，"热退疹出"是幼儿急疹的典型症状。

皮疹通常是圆形或椭圆形、大小不一的玫瑰红色斑片、斑疹，按压后可以褪色。皮疹开始会见于胸腹部和后背，然后扩散到脖子、耳后和大腿，也有可能出现在面部。幼儿急疹的皮疹很少会波及手脚或前臂、小腿。这些疹子不痛不痒，通常会在 1 ~ 2 天后消退，不会留下任何后遗症。家长不用过于担心。

幼儿急疹的家庭护理

幼儿急疹属于自愈性疾病，会自行恢复，皮疹在消退后基本不留痕迹，也不会出现脱屑和色素沉着。因此，幼儿急疹主要的处理方式是对症治疗。

基本原则——对症治疗

幼儿急疹通常需要使用的药物为退热药，热退了之后孩子会出疹子，这种疹子不需要额外使用药物来控制，大概一周的时间可以自行缓解。

使用退热药的主要目的，是让发病中的孩子觉得舒服一些，但并不是一有发热就要马上使用退热药。患幼儿急疹的孩子大多精神状态较好，这种情况下，即使有发热症状，也不是一定要吃退热药。所以，家长可以先留意孩子的精神状态，不用急着给孩子吃药。

发热时注意补液

孩子发热时，最重要的一件事是注意及时给孩子补充液体。因为在体温持续升高的时候，孩子的皮肤和呼吸道的水分流失比平时要多很多。如果不及时补充液体，孩子可能会有脱水的风险。多补液也可以增加排尿量，而排小便本身也能从体内带走一部分热量，从而达到降温的效果。

除此之外，这个阶段不要给孩子穿太多的衣服，以后背温热、不出汗为准，衣服也尽量挑选宽松舒适的。如果室内温度较低，最好打开散热器或者空调，把室内温度调节到使孩子感觉舒适的温度，以免孩子因为穿太多衣服无法散热。不要用酒精擦浴、物理降温或捂汗等方法给孩子退热。

孩子退热出疹后，也不用做特别的护理，可以照常外出、穿衣、吹风、洗澡，但注意洗澡水不要太烫，温热即可。

幼儿急疹，如何科学用药？

幼儿急疹涉及到用药，主要就是退热药。在前面的内容中，多次介绍过退热药的用法，3 月龄以上的孩子退热首选对乙酰氨基酚，6 月龄以上的孩子退热首先布洛芬，具体用法用量不再做详细阐述。等孩子退热后，就可以停药了。

除了推荐的两种退热药，不建议盲目使用抗生素、皮肤药膏，以及一些退热消疹的偏方等。

出现哪些情况要及时就医?

因为幼儿急疹是典型的"马后炮",只有热退了,疹子出来了,才可以确诊幼儿急疹。所以在疹子还没出来的阶段,只是怀疑幼儿急疹可能性较大的情况下,仍然不能掉以轻心。孩子出现下列情况,要及时就医。

- 连续发热超过 3 天仍不退热,即便孩子精神状态好,也要及时去医院。
- 热退出疹子之后,又再次发热。
- 3 月龄以下的孩子,不论什么原因引起的发热,也不管精神状态好坏,都应该及时就医。
- 孩子发热的同时伴随惊厥,惊厥时间超过 5 分钟,或者反复发作。
- 发热的同时,孩子精神状态不佳、食欲很差,有嗜睡等症状。

要和医生说清楚这些情况:

- 孩子开始发热的时间,最高体温,服用退热药物的时间。
- 孩子除了发热以外的其他症状以及严重程度。
- 孩子睡眠、食欲、精神状态如何。
- 孩子之前是否得过幼儿急疹。

忙碌爸妈速查速记

● 幼儿急疹属于自愈性疾病，会自行恢复，处理方式以对症治疗为主。

● 典型症状主要是突发高热和热退后出皮疹。

● 孩子发热时，注意补充水分，必要时可以服用布洛芬或对乙酰氨基酚退热。对于皮疹，不用做特别的护理，可以照常外出、穿衣、吹风、洗澡。皮疹消退后基本不留痕迹。

● 从发热到皮疹退去，大概一周时间，孩子就能恢复健康。但如果出现了严重并发症，或高热持续 3 天以上，最好及时带孩子去医院，请医生明确一下原因。

第五章

常见消化系统
疾病与用药

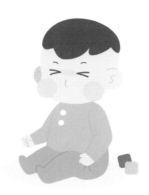

腹泻

腹泻几乎是每个孩子都会遇到的问题，是指大便性状发生改变，呈稀便、水样便、黏液便或脓血便，伴或不伴有次数增多（通常每日大于等于 3 次）。孩子受很多因素影响，都会发生腹泻。孩子发生腹泻时，多食欲不好、睡眠差、精神欠佳、容易哭闹。

腹泻的典型表现及常见原因

根据孩子的年龄和饮食结构不同，排便规律会有很大的差异。很多时候，不能单凭借大便的次数或者性状确定孩子是否有腹泻，而应该结合孩子平时的状态来对比。简单地说，就是如果孩子大便的频率明显高于平时，性状突然变成稀软水样便，尤其是有黏液便或脓血便，很大可能就是腹泻了。

这些情况并不是腹泻

母乳喂养的孩子，大便常稀软、不成形，多是金黄色或者黄色，还可以看到奶瓣，次数多。健康的母乳喂养的孩子每日排稀便大于等于 8 次，甚至可达十多次。如果孩子生长发育正常，精神状态好，活泼好动，不能算是腹泻，一般不需要干预。喝配方奶的孩子，大便多呈糊状、颜色浅，排便次数比母乳喂养宝宝要少一些。

总之，对于 6 月龄以内还没有添加辅食的孩子，只要精神状态好、尿量正常、生长发育指标正常，即使大便不成形、次数多，也不能完全算作腹泻，不需要额外干预，更不需要吃止泻药。

腹泻的典型表现

孩子真正发生腹泻，具有如下特点。

- 大便性状和之前比，忽然变稀，而且每天排便次数也比之前增加了，但是孩子没有其他不适，精神状态良好。

- 出现水样便，24小时内排便次数大于等于3次，与此同时，还出现发热、呕吐、咳嗽等。食欲明显变差，精神状态也不好。孩子有这些表现的时候，要先考虑是不是得了急性胃肠炎、急性传染性疾病，如感染了轮状病毒、诺如病毒、流感病毒等。轮状病毒、诺如病毒都是肠道病毒，会引起以腹泻、呕吐、发热等症状为主要表现的急性胃肠炎。这两种病毒通常通过粪—口途径传播，也可以通过被病毒污染的玩具、手、食物来传播。有些流感也会并发腹泻的症状，比如乙型流感病毒。

- 大便中带有血丝，这有可能是食物过敏或者不耐受造成的腹泻。这种情况多半通过避免摄入引起过敏的食物，孩子就可以自己好起来。

- 孩子吃母乳、配方奶等含有乳糖的食物，因乳糖不耐受发生的腹泻，但是随着肠黏膜的恢复，腹泻可以自行停止。

如何观察孩子大便的颜色和性状变化，家长可以参考下面的图片。

宝宝便便说明书

 黑绿色
胎便，
出生后2~3天

 金黄色
母乳喂养孩子的大便，
松软或较稀

 黄色
人工喂养孩子的大便，糊状，比母乳喂养的大便略稠

 绿色
可能进食了绿色食物或水解奶粉，可能有消化不良、感染性疾病等

 红色
可能进食了红色食物，或有消化道出血等

 白色
可能有胆管堵塞

 黑色
可能进食了黑色的食物，有肠道出血，或服用了铁剂等其他药物

 大便泡沫
可能有喂养不当、肠道感染或乳糖不耐受

 大便带血
可能有肛裂、过敏、细菌性感染或肠道外科疾病等

腹泻的家庭护理重点：预防脱水

孩子发生腹泻，预防脱水是重中之重。除了及时就医，建议在家尝试多喂母乳和口服补液盐 III 来预防脱水。

孩子刚发生腹泻时，精神状态可能还不错。但如果腹泻次数增加，又没有及时补水，就可能出现轻度或中度脱水的表现，比如口渴、烦躁、皮肤弹性降低、眼窝凹陷，更严重的甚至可能引起休克。

在刚开始出现脱水情况的时候，家长可以给孩子多吃一些母乳。如果是乳糖不耐受造成的腹泻，可以考虑加用乳糖酶，或者换成无乳糖配方奶来过渡。但是，如果孩子的喝奶量明显减少了，就可以用口服补液盐 III 来补充。建议按照孩子体重计算补充量，标准为 50 ～ 75ml/kg，尽量 4 小时内补充完。之后，可以在每次腹泻的时候额外补充。小于 6 月龄的孩子，每次补充 50ml。如果孩子喝不下，不要强迫孩子喝。

对于大一点的孩子，腹泻期间要注意饮食清淡一些，少食多餐。孩子食欲不佳时不要强迫他进食。是否需要禁食取决于孩子自己，如果孩子自己感觉饿，想要吃东西，是可以吃少量易消化的食物的。

孩子得了腹泻，如何科学用药？

孩子腹泻，重要的不是止泻，而是补充液体、预防及纠正脱水。如果是过敏、乳糖不耐受造成的腹泻，只要避开过敏食物，或者避开含有乳糖的食物，腹泻的情况自然就会好转。

口服补液盐 III

- 适用情况：当孩子饮水量、喝奶量明显减少，而且腹泻量变大、尿量减少的时候，就要考虑预防性服用口服补液盐 III 了。如果孩子已经有轻度或中度脱水症状，也要及时补充液体，以防脱水加重。如果没有脱水的情况，可以不着急服用口服补液盐 III。

- 补充剂量：直接按照说明书中的配比给孩子稀释服用就好，具体补充剂量是按照孩子体重计算的。

如果孩子处于轻度或中度脱水的状态，按照体重计算补水量，标准为 50 ~ 75ml/kg，尽量在 4 个小时之内补完。例如，孩子体重 10kg，在最开始的 4 个小时内要补充 500 ~ 750ml 的口服补液盐 III。之后，可以在每次腹泻后再额外补充，具体补充量和孩子年龄有关（如右表所示）。

不同年龄孩子每次腹泻后补液量

年龄	每次腹泻后补液量
小于 6 月龄	50ml
6 月龄 ~ 2 岁	100ml
2 ~ 10 岁	150ml

在实际操作时，有时候孩子可能无法一次喝这么多量的口服补液盐 III，那么尽量让孩子喝一些就好，这样脱水的风险也就更小一些。家长可以按照这个标准去补充，但不用强迫孩子一定要喝够这个量。

- 口服补液盐的选择：首选口服补液盐 III。但如果购买不到口服补液盐 III，可以选择口服补液盐 II，再按照说明书推荐量的 1.5 倍稀释给孩子喝。比如，口服补液盐 II 说明书上提示的配制方法是一袋补液盐加水 500ml，实际给孩子喝时，家长可以加 750ml 水，稀释之后再给孩子服用。另外，家长还可以海淘一些多口味的电解质水，其口感好，也更容易被孩子接受。

⊙ 注意

给孩子喝补液盐时，千万不要急于求成，只要每两三分钟给孩子喂一次，每次一小口（大约10ml）就可以。

如果孩子出现呕吐、无法进食，口服补液盐 III 仍然需要及时补充，但如果孩子实在补不进去，比如喝完即吐，但又发现孩子有脱水的风险，就要及时就医。另外，不建议家长用功能饮料等给孩子配置补液盐水，如果比例掌握不好或者成分过于复杂，反而容易加重孩子的病情。

- 停药标准：如果在补液的过程中，孩子进食逐步恢复正常，腹泻量变小，基本脱离了脱水的风险，就可以考虑停药了。

补锌剂

常用的补锌剂如葡萄糖酸锌口服液或葡萄糖酸锌颗粒。

- 适用情况：补锌剂适合长期慢性腹泻的孩子。孩子患急性胃肠炎期间，补锌剂不作为首选。补锌能促进肠道功能的恢复，还可以减少腹泻量和缩短腹泻病程，但疗程长、见效稍慢。另外，补锌剂中除了有锌元素，还含有辅料和糖分，一味补充难免造成这些成分的摄入。如果孩子长期慢性腹泻，且医生评估后认为有必要补充锌剂，补充剂量按元素锌补充量来计算。

这里说的是元素锌的补充量，而不是补充剂的量。元素锌的补充量需要根据药品的含锌量换算，且和孩子年龄有关（如右表所示）。例如，某

不同年龄孩子每天补充元素锌的量

年龄	每天元素锌补充量
小于等于 6 月龄	10mg
大于 6 月龄	20mg

品牌的葡萄糖酸锌口服液，每支含锌 3.5mg，那么 6 月龄以上的孩子每天大概需要服用 6 支；葡萄糖酸锌颗粒每袋含锌 10mg，那么 6 月龄以上的孩子则需要每天补充两袋。建议服用时间是 10 ~ 14 天，如果孩子一次服用完有困难，每天可以分成 2 ~ 3 次服用。

❗注意

锌剂会刺激胃肠道，而且本身也有刺激性气味，呕吐剧烈的孩子不建议用，以免加重呕吐。对锌剂过敏及本身属于过敏体质的孩子，慎用补锌剂。

益生菌

这里提到的益生菌主要是布拉氏酵母菌以及鼠李糖乳杆菌。

- 适用情况：服用抗生素之后引起的腹泻可以选择布拉氏酵母菌；急性胃肠炎引起的水样便，可以在布拉氏酵母菌和鼠李糖乳杆菌中二选一；水样便同时对乳糖不耐受，可以选择鼠李糖乳杆菌。

  如果无法买到这两种益生菌产品，可以试着找其他益生菌代替，观察一下效果。比如，对于消化不良引起的腹泻，可以尝试含有双歧杆菌和乳杆菌的益生菌。

- 服用剂量：按照说明书中的剂量和频次服用即可。通常建议连续用 7 ~ 10 天，根据孩子腹泻恢复的速度，适当增加或者缩短疗程。

如果孩子正在服用抗生素，服益生菌的时间要和服抗生素的时间间隔两个小时以上，以免抗生素杀灭益生菌，影响治疗效果。但布拉氏酵母菌除外，因为这种益生菌属于真菌，抗生素对其无杀灭效果。有乳糖不耐受的孩子要尽量避开含有乳糖的益生菌。

蒙脱石散

蒙脱石散，也叫思密达，它的安全性相对比较高，但在治疗腹泻方面是否有必要使用，仍有争议。

疾病早期不推荐首选蒙脱石散。因为它可能会妨碍肠道里代谢产物的排出，但如果腹泻严重，而且试了各种治疗方案都不见好转的情况下，可以考虑加用。蒙脱石散和其他药物同时使用要至少间隔两个小时，因为此药有吸附作用，容易把其他药物吸附在自己表面，导致其他药物不能很好地发挥疗效。

轮状病毒疫苗

轮状病毒感染引起的腹泻高发于秋冬季，在高发季来临前，家长可以让孩子接种轮状病毒疫苗，来预防这种病毒引起的腹泻。

2019 年初，五价轮状病毒疫苗在国内上市，口服，一共 3 剂，在孩子 6 ～ 12 周时接种第一剂，每剂间隔 4 ～ 10 周，第三剂接种不晚于 32 周。因为对于更大年龄儿童的安全性数据尚不明确，所以建议最好在 32 周，也就是孩子 8 月龄之前接种完毕。家长可以在孩子 6 周以内尽早预约该疫苗。

出现哪些情况要及时就医？

小于 6 月龄的孩子、早产儿、有慢性病史或者其他合并症的孩子，只要出现腹痛或腹泻，都要及时去医院。就医之前，家长重点记录孩子下面的情况。

- 发生腹泻的时间、腹泻的次数、大便的形状、大便的颜色等，较难描述的情况可以拍照记录。
- 孩子腹泻的同时，是否有其他症状如发热、呕吐等，以及这些症状的严重程度和持续时间。
- 明确孩子生病之前是否接触过类似症状的患者。
- 就诊前，收集孩子的大便，为化验做准备。孩子的大便最好在排出之后一个小时之内送检，最长不超过两个小时。可以用保鲜袋或者干净、干燥的玻璃器皿装取。不要用尿不湿、尿布或者其他可能污染样本的容器。

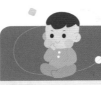

忙碌爸妈速查速记

● 孩子腹泻的常见原因有消化不良、急性胃肠炎、传染性疾病、过敏性腹泻、乳糖不耐受。

● 母乳喂养的小于 6 月龄的孩子大便稀软、不成形、次数多，配方奶喂养的小于 6 月龄的孩子大便呈糊状、颜色浅，这些都不能算作腹泻。小于 6 月龄的孩子、早产儿、有慢性病史或者其他合并症的孩子，只要出现腹痛就要及时就医。

● 孩子出现腹泻，要预防脱水，可以让孩子多吃一些母乳，如果出现乳糖不耐受的腹泻，建议加乳糖酶或者换成无乳糖配方奶。较大的孩子可以用口服补液盐 III 来预防。

● 口服补液盐 III 是孩子腹泻时的首选药物，可以有效预防腹泻造成的脱水。

● 葡萄糖酸锌口服液或葡萄糖酸锌颗粒等补锌剂，适合长期慢性腹泻的孩子服用，不作为孩子患急性胃肠炎时的首选。

● 益生菌制剂主要针对的是抗生素相关性腹泻和感染引起的水状腹泻。

● 蒙脱石散不是腹泻的首选药，应在医生指导下使用。

● 家长可以提前给孩子预约接种疫苗，来预防轮状病毒感染引起的腹泻。

便秘

便秘，是困扰不少成年人和小朋友的问题，尤其是小婴儿会出现的"攒肚子"，让家长很是着急。便秘不仅仅是指排便次数减少，排便困难、用力，大便粗硬，都可能是便秘。

重要的是，孩子是否便秘，不能单纯从每天是否排便来判定。不同月龄、不同喂养方式，以及不同的饮食结构，都可能造成较大的排便差异。

这两种情况，并不是便秘

如果孩子属于以下两种情况，严格上来说不能算是便秘。

- 排便次数减少，但大便不干硬。虽然排便次数减少，但大便软软的，而且孩子排便的时候虽然用力了，但基本排便顺畅。
- 排便费力，但是大便不干硬。对于小婴儿来说，本来躺着排便就是个力气活儿，若孩子正处在稀便开始成形的生理阶段，即使排便费力，也不是便秘。

总体来说，只要孩子生长发育正常、食欲睡眠正常，排便有些困难很可能是正处于"攒肚"阶段，尤其是母乳喂养的孩子或是刚添加辅食的孩子，出现这种情况很普遍。所谓攒肚，是孩子胃肠道功能逐渐完善，对食物吸收更为彻底的表现。大多发生在孩子 2 ～ 3 月龄时，随着辅食品种的添加，消化系统适应了这个过程，情况就会好转。只要孩子的大便性状是软软的，不干，就不用太担心。

出现这 4 种情况，才是便秘

只有当孩子出现了两种及以上下面的情况时，才考虑便秘的可能性。

- 大便干硬：具体来说就是孩子大便又干又粗又硬，掉在便盆里面发出咣当的声音；或者隔着尿不湿摸里面的大便也是硬邦邦的，把大便倒掉之后，尿不湿上面甚至都没有大便的痕迹。
- 排便疼痛、排便费力：孩子可能会因为排便费力而哭闹，而且反复多次才能排出，有时甚至会有血迹。
- 超过 3 天没有大便，每周排便次数不超过 2 次。
- 两次排便之间有粪便潴留的情况，肉眼可见肛门处有一些大便颜色的脏东西。

孩子便秘的家庭护理

孩子发生便秘，最重要的是从饮食结构和生活方式上改善。

饮食：多吃一些含纤维素丰富的食物

> **❗注意**
>
> 香蕉经常被大家认为是通便食物，事实恰恰相反，有时候吃了香蕉反而会加重便秘，尤其是吃了未成熟的香蕉。

多吃纤维素含量丰富的食物，有助于帮助胃肠道蠕动，让排便顺畅。纤维素含量比较丰富的食物有豆类，如豌豆、芸豆、扁豆等；蔬菜，如西蓝花、芦笋、空心菜、红薯、黑木耳等；水果，如火龙果、西梅、杏、梨、牛油果等；杂粮制品，如全麦面包、杂粮粥等。

及时清洁肛门

便后做好清洁工作，也是护理便秘孩子的重要手段。孩子排便完，可以用柔软的卫生纸擦拭孩子的肛门处，也可以用清水清洗，然后用干净柔软的毛巾蘸干。清洁肛门可以让孩子感觉更舒服，同时可以避免出现因为肛门不适而导致孩子抵触排便或憋着大便不排的情况。

适当运动

适当运动对于防止便秘也很重要。多带着孩子出去活动，不仅能促进胃肠蠕动、改善便秘，也能接触大自然中天然的微生物，丰富肠道菌群。

建立规律的排便习惯

家长别忘了帮助孩子建立良好、规律的排便习惯。一般来说，2 岁左右是便秘的高发年龄，也是孩子的排便训练期。最好每天在固定的时间做一次排便训练，理想的时间是早饭后。每次训练时间不要太久，控制在 5 ~ 10 分钟即可，否则对孩子来说也是个负担。

排便过程中别给孩子制造紧张气氛，比如不停地问他"有没有拉出来呀""怎么还没有拉出来呢"，这样会让孩子更紧张，不利于建立好的排便习惯。

如果孩子养成了好的排便习惯，记得要及时给孩子鼓励和表扬，让他感受到通过努力获得成功之后的自豪感，并且对排便产生兴趣。如果排便训练不成功，也千万不要给孩子施压，可以想一些小方法，让他自己愿意去做这个事情，比如买一个有趣的儿童坐便器或者给孩子读一些以排便训练为主题的绘本，在潜移默化中让孩子接受排便训练。

孩子得了便秘，如何科学用药？

如果该做的家庭护理都做了，孩子的便秘还是不见好转，可以用以下一些药物。

开塞露

开塞露是孩子便秘首先推荐的药物。

- 适用情况：孩子 3 天未排便，即使有便秘但排便困难；大便干硬，比如大便掉在便盆里的时候会发出"咣当"一声响；出现肛裂以及大便带血，可以考虑给孩子用开塞露。
- 适用年龄：开塞露适合各个年龄段的孩子。建议选择儿童型的，使用量和杆的粗细都比较合适。
- 给药方法：2 岁以上的孩子可以一次使用 10ml，未到 2 岁的孩子使用量可以适当减少。开塞露安全性高，使用时家长不用过于纠结剂量的问题。

> **❗ 注意**
>
> 开塞露可能会刺激肛门或直肠黏膜，可以偶尔使用，但不应频繁使用，也不能常规、长期使用，否则容易造成生理以及心理上的依赖。

具体使用方法是：让孩子侧卧，先挤出些许药液，润滑一下管口和肛门周围。然后捏着球部，把杆部缓慢全部插入孩子的肛门，再把药液挤进去。最后，给孩子的肛门处垫一块干净的纸巾，以免漏出来的药液污染衣服、床单。

乳果糖口服溶液

乳果糖口服溶液是另一类可以缓解便秘的药物。

！注意 ···

如果使用乳果糖口服溶液两三天后，便秘不见改善，建议及时就医。要注意观察大便的次数和性状，观察有无腹泻。如有腹泻，应立即减量；如腹泻持续，则应停药。6月龄以下的孩子需要经医生评估，在医生的指导下使用乳果糖口服溶液。

- 适用情况：如果孩子持续便秘的状态超过1周，在做好家庭护理的同时改善饮食效果不明显，可以考虑加用乳果糖口服溶液。

- 使用剂量：严格按照说明书提示使用，一般都是遵循下表中所示的剂量。

  建议在早饭时服用一次，如果连用两天后没有明显效果，可以考虑最多增加到每次每千克体重1ml，每天服用1～2次，每天总剂量不超过30ml。

不同年龄孩子乳果糖口服液使用量

年龄	每天使用量
6月龄～1岁	5m
1～6岁	5～10ml
7～14岁	15ml

乳果糖口服溶液整体的安全性较好。孩子在最开始几天服用的时候可能会有腹胀、放屁变多等问题，随着继续服用，这些症状多半会缓解，家长不用太担心。

- 停药标准：当孩子能够做到规律性地排出软便，就可以考虑停药了。

- 使用禁忌：有半乳糖血症、肠梗阻、急性腹痛及对乳果糖过敏的孩子，都禁止使用乳果糖口服溶液。

这几种药不能用

孩子便秘期间，经常被乱用的便秘药，主要有以下几类。

◎ 所谓 "泻火" "清热" 的药

我们在药店经常会看到标有 "泻火" "清热" 字样的药物，这类药物特别多，比如常说的健儿清解液就属此类。如果已经给孩子吃了这类药，也不用过于纠结，停用就好了。

◎ 所谓 "消食" 的药

常见的 "消食" 的药物，比如小儿七星茶、小儿消积止咳口服液等。如果已经给孩子吃了这类药，停用就好了。

◎ 所谓 "通便润肠" 的药

"通便润肠" 的药物如麻仁润肠丸等，这类药物疗效并不确切，还有可能会让身体产生依赖，最终导致便秘越来越严重。

◎ 益生菌

益生菌制剂不应该作为治疗便秘的首选药物或制剂。目前益生菌缓解便秘的效果还没有确切的结论。在实际临床观察中，有的孩子在用了益生菌之后便秘会缓解，但也有部分孩子用了之后没有效果。

好在大多数益生菌制剂的安全性良好，在使用其他办法纠正便秘无效的情况下，可以在医生的指导下短期服用。待便秘纠正或发现无效，建议停止服用。

出现哪些情况要及时就医?

因便秘需要及时就医的情况并不常见，大多数情况下，便秘可以自行在家改善或者调整。但某些特殊情况下，需要及时就医。

- 便秘期间，孩子出现剧烈的腹痛。

- 便秘期间，孩子出现呕吐或者呕吐物呈现绿色（通常是胆汁）。
- 便秘期间，孩子出现大便中带血，或者肛门出血量较大的情况。
- 不到 4 月龄的孩子，只要确定了是便秘，就要及时就医，明确病因。
- 经饮食和药物干预后，仍然不见好转的便秘，以及伴随任何其他不适症状，建议及时去医院综合评估病情。

要和医生说清楚这些情况：

- 记录孩子开始发生便秘的时间、排便的频率、使用过哪些药物等。
- 记录孩子除了便秘之外是否还有其他症状，以及症状的严重程度、发作频率。
- 详细记录孩子日常饮食的品种以及数量。
- 孩子近期是否存在心理上的波动，近期家里是否发生过和孩子相关的特殊事件。
- 家长是否对孩子有强迫进食或者强迫排便的情况。

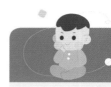

● 便秘是一种较常见的胃肠道症状，并不是排不出便来就是便秘。

● 相比于排便频率，大便的性状以及排便时的感觉，对诊断便秘更有参考意义。如果出现大便干硬、排便费力、排便时间间隔延长等情况，才考虑可能是便秘。

● 膳食纤维丰富的饮食、适当的运动，都可以在一定程度上改善便秘。

● 便后做好肛门周围的清洁，可以让孩子感觉更舒服，避免因为不适感造成孩子抵触排便。同时，帮助孩子建立良好、规律的排便习惯。

● 推荐的药物包括开塞露和乳果糖，需要强调的是，开塞露不能长期使用以免造成依赖，乳果糖不会产生依赖性。

● 孩子便秘，不建议用的药物包括健儿清解液等"泻火""清热"的药物，小儿七星茶、小儿消积止咳口服液等"消食"的药物，麻仁润肠丸等"通便润肠"的药物，益生菌制剂也并不推荐服用。

● 如果除了便秘，孩子还出现腹痛、呕吐、大便带血或伴随其他不适症状，建议及时去医院就诊。另外，小于4月龄的孩子，只要出现了大便干结，就建议咨询医生，明确原因。

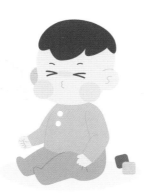

第六章

口腔、耳鼻喉疾病与用药

鹅口疮

鹅口疮，也叫急性假膜型念珠菌性口炎，由白色念珠菌感染引起，常见于新生儿及婴幼儿。白色念珠菌是真菌的一种，孩子免疫力较低时，容易通过接触玩具、安抚奶嘴等途径感染而患病。得了鹅口疮的孩子，表现为口腔里会长很多白色的斑块，所以俗称"雪口病"。

鹅口疮的典型表现

鹅口疮虽然不是什么大病，但它在婴幼儿中很常见，严重时会引起孩子不适。如果预防和护理得当，鹅口疮是有可能避免的。所以，正确认识并对待孩子鹅口疮很有必要。

鹅口疮的典型表现是口腔里面长白疮，疮的范围较大，面颊内侧、舌头、嘴唇内侧、上腭等处都能出现，是一种类似乳凝块样的白色斑片，形状很像奶块。

这种病最常见于新生儿和小婴儿。另外，长期使用抗生素、长期进行糖皮质激素吸入治疗的孩子，或者是有免疫缺陷等情况的孩子，也可能发生鹅口疮。

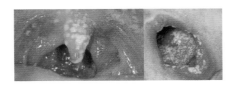

鹅口疮

多数情况下，鹅口疮不会让孩子有不适感，孩子可以正常饮食，不会哭闹。但是，有些大孩子会说嘴巴里有含着棉花的感觉，甚至会有味觉丧失的情况出现。少数情况下，鹅口疮会导致口腔黏膜严重损伤，这时孩子就会感到疼痛，表现为哭闹烦躁、不愿意吃东西等。

鹅口疮要区别于厚舌苔、口腔溃疡和马牙

很多家长容易把鹅口疮和其他生理表现或病症弄混，比如厚舌苔、口腔溃疡和马牙。家长要注意做区分。

鹅口疮和厚舌苔的区分

厚舌苔和鹅口疮用这 4 个小技巧就可以鉴别。

技巧 1：厚舌苔一般位于舌的中后部，很少会分布在舌尖上，下图展示的就是厚舌苔。图中的白色舌苔均匀地分布于舌根和舌面，但舌尖上没有。而鹅口疮则会在嘴巴里到处生长。

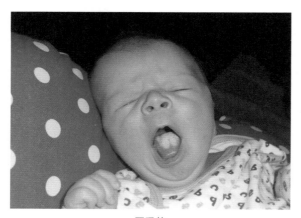

厚舌苔

技巧 2：厚舌苔分布比较均匀，不像鹅口疮，这儿一团那儿一团，有的地方有，有的地方没有。

技巧 3：厚舌苔用牙签轻易地就可以刮下来，刮下来的舌苔是灰白色的，闻起来一般会有臭味，同时，刮完舌苔后可以看到下面一层的舌苔或者正常的舌头。而鹅口疮则需要用很大的力气才能刮下来，刮完后留下的是比较鲜红的创面。注意：不建议家长去刮鹅口疮的白色疮面。

技巧 4：厚舌苔不会让孩子有不适感，不会影响他平常的进餐，而鹅口疮可能会让孩子有不适感，严重的甚至会感到疼痛。

鹅口疮和口腔溃疡的区分

鹅口疮和口腔溃疡比较容易区分，参照右边下面两张图，家长就能轻易对比出来了。

从口腔溃疡的图片可以明显看出，溃疡发生时，溃疡面多是独立存在的，和口腔周围的组织结构有着非常明显的分界线，白色溃疡面周围还可以看到红色的充血区域。当溃疡严重时，溃疡面是凹陷的。另外，得了口腔溃疡的孩子会有痛感，不愿意吃东西，疼痛症状明显。

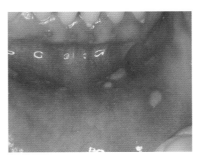

口腔溃疡

鹅口疮和马牙的区分

鹅口疮和马牙也非常好区分。马牙是在新生儿期出现的，如果孩子长了马牙，家长会在孩子的牙龈上看到黄白色的小颗粒，又称"上

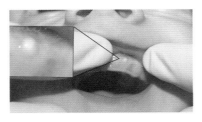

马牙

皮珠"。这是正常的生理现象，对孩子没有任何影响，一般 2 ～ 3 月龄时就消失了，家长不用过多地紧张或担心。

鹅口疮的家庭护理

确定孩子得了鹅口疮，家长在家能做些什么呢？

孩子嘴巴常接触的物品及部位要注意消毒

首先要做的就是给孩子嘴巴常接触的物品和部位消毒。因为孩子口腔感染了白色念珠菌后，嘴巴接触到的如玩具、安抚奶嘴、奶瓶、妈妈的乳房等，都会有白色念珠菌的存在。只把孩子嘴里的真菌消灭了，却没有消灭这些地方的真菌，就会导致孩子的鹅口疮总好不了。

具体的消毒方法是：这种真菌对干燥、阳光、紫外线、酒精等的抵抗力都比较强，但对于热的抵抗力不强，60℃加热一个小时就可以把白色念珠菌杀灭。所以，如果孩子的玩具、奶瓶、安抚奶嘴可以通过煮沸消毒，则煮一个小时就行，煮完之后晾干就好了。如果家长还不放心，用 5% 的碳酸氢钠溶液把这些物品再冲洗一遍晾干就好。

另外，妈妈的内衣，也要使用高温烫洗的方式清洗或者直接用煮的方式进行消毒。每次哺乳前后，妈妈都要记得清洁干净乳头。每次喂完母乳后，可以用浓度 2% 左右的碳酸氢钠溶液局部清洗或者擦拭乳头及乳房，孩子嘴巴能接触的部位都要涂抹一下。除此之外，就不需要其他特殊的护理方式了。

如果孩子嘴巴痛，建议选择凉且软糯的食物

如果孩子因为嘴巴痛而拒绝饮食，可以给孩子吃一些稍凉且软糯的食物，或者直接进食半流质的食物。还不能添加辅食的新生儿或者小婴儿，得了鹅

口疮可以正常喂奶。

如果孩子确实不愿意吃，那至少要保证孩子液体的摄入量，如喝奶、米汤等，确保孩子没有脱水。家长可以观察孩子小便的颜色及小便次数，如果小便是淡黄色或者透明的，次数没有明显减少，那就没有脱水问题。

> **⚠ 注意**
>
> 目前不推荐使用含有局部麻醉药的糖浆，比如利多卡因胶浆，因为可能会导致过敏等不良反应。

另外，如果孩子因为嘴巴疼痛而烦躁，家长要尽量想办法安抚，比如可以让孩子含点凉水。如果是 1 岁以上的孩子，吃点冰激凌也行。5 岁以上的孩子可以吃点硬糖。这些方法都有止疼效果。

孩子得了鹅口疮，如何科学用药？

如果孩子确实得了鹅口疮，除了采取日常的护理措施以外，用药也是很有必要的。下面这些药可以给孩子放心使用。

制霉菌素片碾粉，混合油脂涂抹患处

对于婴幼儿而言，一般首选制霉菌素，它能够抑制白色念珠菌的生长和繁殖。国内目前只有制霉菌素片剂。因为给孩子涂抹时，要用溶液，所以需要家长自己配制。制霉菌素基本不溶于水，但比较容易溶于油脂。

配制时，可以用保鲜袋装药片，然后用擀面杖、小药瓶等将之碾成粉末。将药片粉末放在清洁干燥的小瓶子里，然后用甘油或者食用油配成浓度为 10 万单位 /ml 的溶液。比如，1 片药物是 50 万单位的话，那么碾碎 1 片药，就用 5ml 甘油或食用油溶解。量取的时候可以使用喂药器或者某些药物中配备的带有刻度的滴管，使用前后都要清洗并干燥。使用配备好的制霉菌素混悬

液的时候，可以用无菌棉签涂抹，避免交叉感染。

这里要提醒家长的是，配好的混悬液，要置于冰箱冷藏保存，否则会失效，能现配现用最好。

另外，国外有配好的溶液型的制霉菌素，也是涂抹用的。如果家长能买到，运输过程安全，并且药物在保质期内，也是可以使用的。涂抹的时间，一般建议在孩子吃奶、吃饭后，这样做并不是因为担心药物会随着奶或者食物被吃到孩子肚子里，而是为了让药物尽可能在口腔内多留一会儿。如果药物被孩子吃到肚子里也没关系，制霉菌素很难经胃肠道吸收，会随着大便排出体外。另外，该药物也不会经黏膜吸收入血液，放心涂抹就好。但是不同年龄的孩子有不同的制霉菌素用量标准，下表具体介绍了不同年龄孩子的用量。

不同年龄孩子制霉菌素的用量

年龄	每天使用次数	每次用量	用法	疗程
新生儿（小于 28 天的宝宝）	4 次	1 ml	将口腔内白斑处全都涂抹到	10 ~ 14 天
婴儿（小于 1 岁的孩子）		2 ml		
大于 1 岁的孩子（轻度鹅口疮）		4~6 ml		

口服氟康唑，治疗顽固性鹅口疮

如果使用制霉菌素治疗两周后，孩子鹅口疮还是不见好转怎么办？这时就推荐口服氟康唑了，最常见的是氟康唑胶囊（如大扶康）。

氟康唑有抑制和杀灭白色念珠菌的作用，治疗效果比制霉菌素好，之所以不是首选药物，是因为制霉菌素比较便宜，安全性更好，并且它针对大部分鹅口疮有效。氟康唑属于处方药物，务必在医生的指导下使用，不建议自行决定在家使用。

碳酸氢钠：不建议单独使用

另外，一些医生会开具碳酸氢钠溶液来治疗鹅口疮。这是因为白色念珠菌最适合的生存环境 pH 值为 5.5 左右，也就是弱酸环境，而碳酸氢钠是碱性的，能抑制白色念珠菌的生长。

使用时，记得把碳酸氢钠溶液稀释到 1% ~ 2% 的浓度，局部涂抹。不推荐单独使用碳酸氢钠，可以先用碳酸氢钠冲洗或者擦洗下口腔，之后再涂制霉菌素。

如果孩子仅是得了鹅口疮，使用以上方法就完全足够了，但是如果除了鹅口疮外，孩子还并发了真菌性脑膜炎、菌血症等疾病的话，就需要静脉使用抗真菌药了。这点家长不需要特别记忆，了解就行，具体情况以医生诊断为准。

孩子得了鹅口疮，这 3 个方法不推荐

在治疗和护理孩子鹅口疮时，有些家长看到效果不明显，就会比较着急，就开始使用一些偏方，比如使用淘米水、隔夜红茶、大蒜水清洗口腔，在黏膜处涂抹京墨或者口服益生菌等。其实这些方法都没有效果。

使用淘米水、隔夜红茶、大蒜水洗口腔没有效果

淘米水和隔夜红茶根本没有抑制或杀灭病菌的作用。大蒜里面虽然有一种称为大蒜素的物质，对白色念珠菌有抑制作用，但是需要把大蒜弄成蒜泥糊在白斑处才可能起作用，哪个家长能这么给孩子满嘴涂满大蒜呢？孩子会感觉很不适的。而且使用蒜泥的效果也不能保证，更别提使用大蒜水冲洗口腔了。

在黏膜白斑处涂抹京墨没有效果

京墨就是写毛笔书法用的墨。它的原料是松烟末和胶质，目前还没有研究证明这两种物质能抑制或杀灭真菌。家长就不要给孩子涂了。

还有些家长会给孩子涂抹紫药水。这种疗法确实有效，但是紫药水可能导致孩子出现口腔溃疡或者黏膜的刺激症状，让孩子更加不舒服，还会把嘴唇和衣服染成紫色。更严重的是，其中的甲紫成分是一种剂量相关的致癌物质，故不推荐使用。

目前益生菌还不能作为治疗鹅口疮的药物

有些家长会给孩子使用益生菌。关于益生菌，目前确实有研究认为，在新生儿中使用益生菌，比如罗伊氏乳杆菌或鼠李糖乳杆菌，能降低口腔念珠菌的感染率，但是在治疗上还没有更权威的论文支撑此观点。

所以，目前的共识是，使用益生菌可能是有好处的，但还未达到能临床推广的程度。也就是说，益生菌还不能作为治疗鹅口疮的药物。

出现哪些情况要及时就医？

大多数情况下，出现鹅口疮时，孩子都没有什么感觉，一般也不会有什么问题，但是我们也建议就诊治疗，这是为什么呢？

因为白色念珠菌除感染口腔导致鹅口疮外，还可能顺着消化道向下蔓延，导致念珠菌咽炎、消化道感染等，引起腹泻、腹痛等问题，严重的还可能引起全身性感染。

所以，一旦发现孩子口腔里面有白色斑片，怀疑是鹅口疮的话，应尽快带孩子去儿科就诊。尽早接受治疗，就可以尽早治愈，避免出现更严重的问题。

要和医生说清楚这些情况：

- 孩子出现症状的时间、严重程度，最好有照片记录疾病过程。

- 使用了哪些药物，具体用法以及效果如何。

- 孩子疾病是初次发作还是反复发作。

- 平时是母乳喂养还是人工喂养，孩子是否有咬手或者咬玩具等习惯。

医生可能要做的 3 项检查：

- 口腔检查：这一般是儿科医生首先要做的检查。医生会检查孩子口腔里面白色斑块的形态，或者用压舌板刮一下白斑，如果不容易刮下来，就能诊断为鹅口疮了，不需要辅助检查，这种方式被称为临床诊断。

- 血常规和斑块组织化验：如果孩子伴随发热，看起来也病恹恹的，医生可能会给孩子检查血常规，并且还可能通过压舌板在白斑处刮取一些组织，进行革兰氏染色或者氢氧化钾制剂镜检，观察孩子口腔内白色斑块中是否有白色念珠菌以明确诊断。

- 斑块组织培养和药敏试验：有小部分情况，在进行了长时间正规的治疗后，鹅口疮依然不能康复或者反复发作，这就表明孩子感染的白色念珠菌是不常见的菌种或者是耐药的菌种，这时医生会刮取白斑进行培养和药敏试验，来找到对这种特殊菌种敏感的药物。

虽然鹅口疮主要发生在小婴儿身上。但如果孩子大于 1 岁，在没有长期使用抗生素、激素的情况下出现了鹅口疮，同时还伴有生长发育落后、频繁的呼吸道感染等，家长就要注意了，要及时带孩子去进行免疫功能评测，确定孩子是不是有免疫缺陷问题。

忙碌爸妈速查速记

● 鹅口疮是一种遍布口腔里的、形似白色奶块的斑块，且分布不均匀。鹅口疮的斑块很难刮下来，使劲刮下后会留下鲜红色的创面，家长了解就好，不建议去刮！

● 鹅口疮很少引起不适，但也有病情严重造成疼痛的情况。

● 对于孩子平常嘴巴常接触到的物品如玩具、奶瓶、安抚奶嘴等，要经常加热消毒，妈妈的内衣也要高温烫洗消灭病菌。每次喂完奶后，妈妈要在乳房处涂抹浓度为 2% 左右的碳酸氢钠溶液消毒，孩子嘴巴能接触到的部位都要涂抹消毒。

● 孩子因为疼痛拒绝饮食时，可以选择一些软糯的食物或流食，一定要保证孩子液体的摄入量，防止脱水。

● 鹅口疮的药物治疗，一般首选制霉菌素片碾粉，混合油脂，均匀涂抹于患处。要注意，对于不同年龄的孩子，有不同的用量标准。对于顽固性鹅口疮，要及时去医院找医生评估、治疗。

● 目前，不推荐单独使用碳酸氢钠治疗鹅口疮，但是可以先用浓度为 1% ~ 2% 的碳酸氢钠溶液冲洗或者擦洗口腔，再涂上制霉菌素，这样也会有不错的效果。

● 民间的一些偏方，如使用淘米水、隔夜红茶、大蒜水清洗口腔，在黏膜处涂抹京墨等方法，对治疗鹅口疮都是没有效果的。

中耳炎

孩子从小到大面临的日常疾病很多，但有一种疾病，症状不明显，很容易被家长忽视，治疗的过程又相对漫长，那就是中耳炎。

儿童为什么会得中耳炎？

6～18月龄，是中耳炎的高发年龄。部分原因是孩子的鼻咽部和中耳的连接通道，也就是咽鼓管，比成人短，而且位置形状更平直（如下图所示）。这样的构造，导致孩子在发生上呼吸道感染时，病原体更容易侵入中耳，进而引发中耳炎。

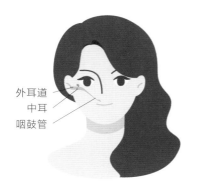
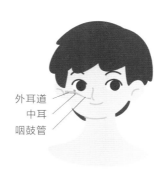

外耳道
中耳
咽鼓管

外耳道
中耳
咽鼓管

成人与儿童咽鼓管解剖特点不同

随着孩子年龄的增大，急性中耳炎的发病率会降低，不过，等到孩子 6 岁左右，急性中耳炎的发病率又会小幅度增高，这可能和孩子开始上小学有关。

中耳炎可能出现的 3 种表现

中耳炎的症状，有时候不是特别明显，尤其是 3 岁以下的孩子，语言表达能力还比较差，很难表达清楚自己如何不舒服或者哪里不舒服。这时候，家长就要注意了，如果孩子有以下 3 个表现，就需要警惕是不是得中耳炎了。

- 语言能力较好的孩子会明确表述耳痛，不舒服。还不会说话的孩子常用手拉扯自己的耳朵，表情烦躁痛苦。
- 孩子的耳朵里有液体或者是脓状物流出，或者耳朵有明显的异味。如果近期有过上呼吸道感染症状如流涕、鼻塞等，更要警惕。
- 发现孩子听力在短期内忽然下降。

当然，以上症状只是提示有中耳炎发生的可能性，发现如上情况的时候，建议家长及时带孩子去医院，不要自行在家判断，更不要自行使用药物。

大概有 1/3 ~ 2/3 的急性中耳炎患儿会出现发热，不过一般不会超过 40℃。还有一些孩子会出现烦躁吵闹、头痛、睡眠不安、厌食、呕吐和腹泻等表现。单看这些症状，家长不容易想到急性中耳炎。有时候，耳屎过多、耳朵里面有异物等也会导致类似的症状。

中耳炎的家庭护理

孩子得中耳炎，大多是孩子耳道的生理结构特点决定的，但不排除有些是家长疏忽了一些小细节导致的。下面介绍的这 4 点护理措施，不仅是孩子得了中耳炎后主要的护理措施，也可以起到预防的作用，帮助降低孩子中耳炎发生的概率。

注意擤鼻涕的姿势

家长帮孩子擤鼻涕时，注意不要捏住两个鼻孔一起用力，这样的操作会使鼻腔里面的细菌更容易进入耳道。正确的姿势是按住一侧鼻孔擤鼻涕，然后再按住另外一侧鼻孔进行同样的操作。

规范喂奶姿势

如果是用奶瓶喂孩子，不要躺喂，要让孩子的上半身抬起后再喝奶。如果是母乳喂养，躺喂发生中耳炎的风险比人工喂养的要低很多。但如果孩子疑似有中耳炎的症状，要改成坐喂。

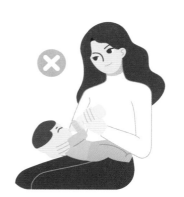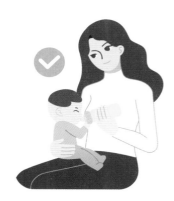

注意喂奶姿势

避免上呼吸道感染

大多数中耳炎都是上呼吸道感染发生过程中并发的。帮助孩子做好感冒的预防工作，对预防中耳炎也有实际意义。

拒绝二手烟

二手烟会增加孩子得中耳炎的概率。为了孩子，请家人戒烟。

孩子得了中耳炎，如何科学用药？

关于中耳炎的用药，首先强调：绝对不建议自行在家给孩子诊断并且用药！所有提到的药物，都要在医生明确诊断的情况下，按照医生的指导使用。

中耳炎用药的五大原则

- 不到 2 月龄的孩子，需要综合评估病情，不建议在家护理，必要时住院治疗。不到 6 月龄的孩子确诊急性中耳炎后，建议尽早使用抗生素。
- 6 月龄 ~ 2 岁的孩子，如果确诊为急性中耳炎，可以尽早使用抗生素，必要时使用镇痛药。
- 2 岁以上的孩子，耳朵已经有流脓液等症状，耳痛持续超过 48 小时，或者过去 48 小时内体温超过 39℃，孩子有感染中毒的表现，应该使用抗生素。
- 中耳炎相关症状较轻，但观察 2 ~ 3 天后不见缓解，建议使用抗生素。
- 当孩子被确诊为中耳炎但不方便再次就医时，可以按照之前的医嘱给孩子使用抗生素。

通常可以用到的几种药

推荐的治疗中耳炎的药物，主要有抗生素和镇痛药。另外，还可能用到滴耳液。

◎ 抗生素

细菌性中耳炎的抗生素一线用药是阿莫西林。阿莫西林的使用剂量为：每 12 小时服一次药，药物剂量按照体重计算，每次 45mg/kg。2 岁以下的孩子，在治疗有效的情况下，通常需要连续使用 10 天；2 岁以上的孩子，疗程一般是 5 ~ 7 天。

细心的家长会发现，这样的服用剂量比说明书中推荐的治疗普通上呼吸道感染的剂量大很多。这是因为中耳炎的发病部位比较特殊，需要使用的抗生素的有效浓度要高一些，才可以更好地杀灭咽鼓管处的病原体。

如果一个月内曾用过头孢类抗生素或阿莫西林，或者合并化脓性结膜炎，或者中耳炎反复发作，药物也可以换成阿莫西林克拉维酸钾。因为阿莫西林克拉维酸钾可以对抗耐药性，疗效会更好一些。阿莫西林克拉维酸钾是复方制剂，建议选择阿莫西林和克拉维酸钾制剂的比例为 14 : 1，或者复合制剂加阿莫西林达到这个配比的。

如果是对青霉素轻度过敏的孩子，可以用头孢地尼、头孢泊肟、头孢呋辛等药物，口服治疗 10 天。如果孩子对青霉素严重过敏，那么可以使用阿奇霉素。

以上治疗方案，如果使用 2 ~ 3 天不见效果，甚至症状有加重的趋势，要及时去医院评估病情。

◎ 镇痛药

耳痛是急性中耳炎的常见表现，疼痛可能比较剧烈，无论孩子是否采用抗生素治疗，都推荐使用减轻耳痛的药物，如布洛芬和对乙酰氨基酚。这两种药物是解热镇痛药，不仅可以退热，还可以缓解疼痛。治疗中耳炎和治疗发热的用法是一样的。

◎ **滴耳液**

这里涉及的主要是左氧氟沙星滴耳液。它也是一种抗生素，不过是外用滴耳朵的。

中耳炎可能伴随鼓膜穿孔。未发生鼓膜穿孔时，口服抗生素治疗就可以了。当中耳炎伴随鼓膜穿孔时，可以在医生的指导下使用滴耳液。这样做可以让抗生素直接抵达炎症部位，发挥作用。

滴耳液要遵医嘱使用，不同严重程度用法用量会有所不同。使用滴耳液时，可以让孩子侧躺在滴药者的腿上，轻轻向后下方牵拉耳朵，让耳道变直，以利于滴进药物。药液要顺着耳道壁滴入而不要直接滴在耳道中央，否则容易把空气压在里面，影响药效。滴完药物之后轻轻按摩耳洞附近凸起的软骨（耳屏）2 分钟，这样有利于药液进入耳道深处。如果两侧耳朵都需要滴药，要在一侧耳朵滴药后站起，10 分钟后再滴另一侧，以免先前滴入的药流出来。

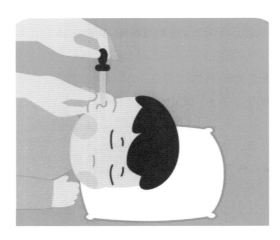

使用滴耳液的正确方法

这几种药不能用

中耳炎的常规治疗方案比较明确，除了前文提到的阿莫西林、阿莫西林克拉维酸钾、阿奇霉素、左氧氟沙星滴耳液、布洛芬和对乙酰氨基酚，其他药物都要慎用。

如果孩子有中耳炎的同时还合并其他病症，那么就要在医生的指导下，采取相应的用药措施，比如鼻塞、流涕等，可以参考"鼻塞、流涕"章节的推荐药物进行治疗。

不推荐使用抗组胺药和减充血剂，因为这两种药有可能延长中耳积液的持续时间。至于其他所谓的专门治疗中耳炎的药物，不要轻易相信。

出现哪些情况要及时就医?

如果孩子有以下表现，需要警惕是否得中耳炎了，要及时就医。

* 语言能力较好的孩子会明确表述耳朵痛，不舒服。或者，孩子常用手拉扯自己的耳朵，表情烦躁痛苦。
* 年龄更小的孩子，也许不能准确地用手抓到耳朵，但会频繁地摇晃头部，同时哭闹烦躁。这时候要怀疑是否有中耳炎的可能。
* 孩子的耳朵里有液体或者是脓状物流出，或者耳朵有明显的异味。如果近期有过上呼吸道感染症状如流涕、鼻塞等，更要警惕。
* 发现孩子听力在短期内忽然下降。

要和医生说清楚这些情况:

* 尽量详细描述孩子耳部症状的发作时间、发作频率以及严重程度。
* 描述孩子近期是否得过感冒，有无鼻塞、流涕等症状。
* 孩子以往是否有中耳炎病史。
* 近期使用过哪些药物，尤其是抗生素类药物。

忙碌爸妈速查速记

● 中耳炎在 6 ~ 18 月龄的婴幼儿中最常见，有时症状并不明显。当孩子出现（诉说）耳朵痛、在上呼吸道感染后总拉扯耳朵、听力下降或耳朵有液体流出、出现异味等情况时，家长要警惕，及时去医院明确是不是中耳炎。

● 家庭护理中要注意：擤鼻涕的时候应只按住一侧鼻孔；注意避免上呼吸道感染；不要给孩子掏耳朵；别让耳朵进水；别让孩子接触二手烟。

● 中耳炎的常规治疗方案比较明确，主要会用到抗生素和镇痛药。

● 不建议自行在家给孩子诊断并且用药，所有提到的药物，都要在明确诊断后遵医嘱使用。不要轻信其他所谓的专门治疗中耳炎的药物。如果合并有其他病症，应该在医生指导下联合用药。

鼻炎

很多家长诉苦："看着孩子鼻子不通就难受，晚上看着孩子张嘴呼吸睡觉，感觉自己都呼吸困难了。"这种心情医生非常理解，孩子生病的时候做爸妈的恨不得能替孩子承受。尤其是鼻炎，总是反反复复发作，到底该如何应对呢？

孩子鼻子不舒服，最可能的原因

当孩子鼻子感觉不舒服时，很多家长都会怀疑是否是鼻炎。其实鼻炎有很多种，不同的情况应对方法也不一样。而需要用药物干预的鼻炎主要有两种，分别是变应性鼻炎（过敏性鼻炎）和细菌性鼻窦炎。但这两种疾病，在2岁以下的孩子都比较少见。

孩子鼻子感觉不舒服，主要是以下4种原因。

病毒性鼻炎

病毒性鼻炎大多是鼻病毒感染引起，通常是感冒期间并发的鼻部症状，可以自愈，不用太担心。

孩子出现打喷嚏、流涕、鼻塞等问题，但10天之内可以自行缓解，并且之后没有反复发作，即便中间可能会有黄色的脓性鼻涕，也可能就是一次普通感冒引起的鼻炎。这种病毒性鼻炎多半可以自行缓解，也可以用生理海盐水冲洗鼻腔，减轻症状。

腺样体肥大

腺样体是一个淋巴组织，位于鼻咽部的后上方。孩子出生时腺样体就存在，随着年龄的增长，腺样体会变大，通常 2 ~ 6 岁时最大，10 岁以后逐渐萎缩，成年人的腺样体几乎消失或者仅剩一点。如果腺样体过度肥大，会造成堵塞，造成无法用鼻子呼吸，只能用嘴巴呼吸。长期用嘴呼吸可能导致腺样体面容，比如上牙突出、嘴唇变厚、面部表情愚钝等。

如果孩子发生鼻塞的同时，晚上睡觉会张嘴呼吸、打呼噜等，但是流涕、打喷嚏等症状不典型，就要考虑腺样体肥大的可能性了。

当然，腺样体肥大的确诊需要依靠耳鼻喉科医生的查体，有这方面问题的孩子要及时就医。如果腺样体肥大影响到孩子的睡眠了，也要找医生充分评估手术的必要性。

变应性鼻炎

如果孩子出现打喷嚏、流涕、鼻塞、鼻子痒甚至眼睛也会痒，同时家里人有变应性鼻炎，或者孩子属于过敏体质，比如小时候有过严重的湿疹、食物过敏等，这时候就要高度怀疑孩子可能是得了变应性鼻炎。

变应性鼻炎是接触变应原导致的鼻部症状，变应原可能是花粉，也有可能是空气中的粉尘、尘螨或者霉菌，还有可能是某些装修材料如一些有刺激性气味的油漆和涂料。花粉也是常见的变应原，所以春季和秋季这样的花粉传播的季节也是变应性鼻炎的高发季节。

变应性鼻炎的打喷嚏和流涕通常容易和感冒的症状混淆。变应性鼻炎的鼻涕大多是透明的、清水样的，症状在某些特定的环境会忽然加重，比如在户外或者卧室。感冒一般会在一周之内自行好转，而变应性鼻炎只要继续接触变应原，症状就会持续存在。

细菌性鼻窦炎

细菌性鼻窦炎，顾名思义是细菌感染导致的鼻窦炎。如果孩子出现打喷嚏、流涕、鼻塞、头痛等情况的同时，流涕超过 10 天仍然不见好转；或者体温超过 39℃，有黄色或者黄绿色脓性鼻涕连续 3 天以上不见缓解；或有嗅觉异常、听力下降等，就要警惕急性鼻窦炎的可能了。病毒性鼻炎很多时候也有黄脓鼻涕，从症状上不好区分，所以这个疾病的诊断需要医生来综合评估。

如果孩子鼻塞、流涕且伴有咳嗽持续 3 个月以上，症状未缓解甚至还在加重，也有可能是慢性鼻窦炎。但出现这种情况的可能性不大，因为很少有家长是孩子出现这些症状 3 个月才注意到，才意识到要去就诊的。

鼻炎的家庭护理

变应性鼻炎和细菌性鼻窦炎的家庭护理方法相似，冲洗鼻腔和注意卫生是通用的方法。

冲洗鼻腔

这是鼻炎护理过程中比较关键且重要的一步，有时候这一步做好了，甚至连药都不用就能帮孩子缓解症状。根据症状的严重程度和孩子的接受程度，洗鼻的方式有滴鼻、喷鼻和灌洗等。

各种冲洗鼻腔的方法的区别

方法	滴鼻	喷鼻	灌洗
适用情况	多用于 1 岁以下的孩子；使用感较舒适	比滴鼻冲洗效果好，但不适感明显；适用于较大年龄且配合度高的孩子；是目前使用最多的操作方式	前面两种方法效果不佳，可以使用此方法；虽然操作难度最大，但效果最好

诚然，这些方法说起来简单，实际操作过程中，难免遇到各种问题，一开始孩子可能会排斥，但家长要坚持一下。冲洗鼻腔之后，孩子会感觉很舒服，时间久了，说不定还会主动要求来洗。

也有不少家长担心冲洗鼻腔会导致中耳炎。事实上如果操作不当，确实有可能引发中耳炎，但在实际操作中，出现这种问题的概率非常低，只要冲洗方法正确就不会有问题。

告诉孩子要注意卫生

孩子鼻子不舒服，总是喜欢用手去抓、去抠。要和孩子讲明道理，或者用一些小故事去说服他，让他知道这个时候要控制住自己的小手，或者至少要把小手洗干净。否则手上的脏东西就会藏到孩子的鼻子里，让他更不舒服。与此同时，家长也要注意勤给孩子剪指甲，及时清理掉指甲缝里的脏物。

孩子患鼻炎时，鼻黏膜的屏障功能会减弱，如果不注意卫生，各类传染性疾病都容易找上门来。

针对变应性鼻炎的方法

变应性鼻炎首要的护理方法，就是积极避开变应原。

◎ 季节性花粉过敏

如果确定了是因为季节性花粉过敏导致的鼻炎，就要带孩子有意避开。比如，在花粉季节尽量减少户外活动；出门的时候佩戴口罩或者封闭式眼镜；尽量在早晨或者下雨之后给室内通风，平时可以关闭门窗；等等。做到这些，就能很大程度上帮助孩子减轻过敏症状。

◎ 尘螨过敏

如果孩子是尘螨过敏，家长可以考虑入手一个专业的除螨仪，把孩子经常接触的地方彻底清理一下。

◎ 动物皮毛过敏

如果孩子是对宠物的皮毛过敏，那就只能忍痛割爱，把宠物送走了。总之，就是要积极排查变应原并且及时避开，这是从源头上解决问题的最好办法。

在排查的过程中，有时候也需要家长静下心来仔细排查每一个生活细节，比如新买的毛绒玩具、新养的花等，都可能是变应原。

孩子得了鼻炎，如何科学用药？

孩子鼻炎比较严重时，难免需要用药，在这里主要介绍下细菌性鼻窦炎和变应性鼻炎的用药问题。

细菌性鼻窦炎推荐用药：阿莫西林

如果孩子确定是细菌性鼻窦炎，需要在医生的指导下，评估抗生素使用的必要性。如果要吃药，医生最常开的就是阿莫西林。也有的医生会建议选择阿莫西林克拉维酸钾或者头孢菌素类抗生素。

> ❶ 注意
>
> 在确定了是细菌性鼻窦炎的情况下，要按照医生交代的使用方法，足剂量、足疗程使用抗生素。不要一见孩子好点了，就擅自减量和停药。这样有可能会导致细菌杀灭不彻底，进而疾病复发。还要注意对青霉素类药物过敏的孩子，不能服用阿莫西林。

- 适用情况：如果经医生诊断，确诊为细菌感染引起的鼻窦炎，就可以考虑使用这类药物。如果只是单纯的变应性鼻炎，就不要用这类药物了。
- 用药方法：具体的给药方法，根据孩子症状的轻重和年龄的不同，选择不同的剂量，而且有时候也需要根据孩子的状态来调整剂量。

变应性鼻炎推荐的 4 种药

◎ 鼻用糖皮质激素

鼻用糖皮质激素常见的有两种，一是糠酸莫米松，如常说的内舒拿；二是丙酸氟替卡松，如常说的辅舒良。常年患变应性鼻炎的孩子即使长期使用这两种激素，不良反应的风险也是很低的，所以在这一点上，家长可以放心。

- 适用情况：如果孩子出现打喷嚏、流涕及严重的鼻子痒，经医生诊断是变应性鼻炎，而且单独用生理海盐水冲洗鼻腔效果不好的情况下，就可以考虑使用这类药物了。
- 适用年龄：鼻用糖皮质激素是 2 岁以上孩子变应性鼻炎的首选药物。具体来说，内舒拿适合 2 岁以上的孩子用，辅舒良适合 4 岁以上的孩子用。
- 用药方法：如果是首次使用，建议先每次给每侧鼻孔各喷一下，每天一次。至于在一天中什么时候喷，如果孩子白天症状严重就早起喷，晚上严重就睡前喷，全天都严重推荐早起喷。

  如果症状依然控制不好，可以增大剂量到每天每侧鼻孔喷两次，如果还是不见效，就需要去耳鼻喉科重新评估病情了。

  变应性鼻炎通常建议的疗程是 2 ~ 4 周，2 周后症状完全缓解的话，可以减量使用。也就是说，如果原来是每侧鼻孔喷两次，就减为每侧鼻孔喷一次；如果原来是每侧鼻孔喷一次，就改成隔天喷一次，稍后

> **⚠ 注意**
>
> 首先，在使用这些喷剂之前要把孩子的鼻涕擤干净，然后用生理海盐水冲洗鼻腔，这样可以让药物最大程度地发挥疗效。其次，为了减少吞进身体里的药物的量，喷鼻时要让孩子稍稍低头。
>
> 喷鼻的时候要注意对准鼻腔正中部位，如果长期对着鼻内壁喷，会让药物覆盖的部位不均匀，也会引起这个部位出血的风险。

再过渡成有症状的时候用就可以。每次减量的周期为一周，如果这中间有反弹，要回到上一次的剂量重新使用。

- 停药标准：在隔天喷一次的情况下，如果一周内没有反弹，就可以考虑停药，但这个时候生理海盐水是可以继续用的。
- 使用禁忌：这类药针对的是 2 岁以上的孩子，如果孩子还不到 2 岁，那就不建议使用。如果用药之后孩子出现了鼻出血、头痛、皮疹等过敏症状，需要停止使用。

◎ 抗组胺药

抗组胺药主要有两种，一种是盐酸西替利嗪滴剂，如仙特明；另一种是氯雷他定糖浆，如开瑞坦。

- 适用情况：有些家长比较排斥激素类药物，而且不到 2 岁的孩子也确实不适合使用鼻用糖皮质激素。这些情况下，可以考虑用抗组胺药。这类药物可以缓解打喷嚏、鼻子痒以及流涕的症状。
- 适用年龄：盐酸西替利嗪滴剂适合 6 月龄以上的孩子，氯雷他定糖浆适合 2 岁以上的孩子。
- 用药方法：盐酸西替利嗪滴剂

> **⚠ 注意**
>
> 抗组胺药对缓解鼻塞没什么效果，如果鼻塞症状严重，不建议首选这类药。

说明书中只有 1 岁以上孩子的服用剂量。这里给出的建议是：1 岁以上的孩子按照说明书中的剂量要求服用即可；6 ~ 12 月龄的孩子，每天一次，每次服用剂量和 1 岁的孩子相同。

- 停药标准：一般来说，建议用药 2 ~ 4 周，如果使用一周后没有效果，可以考虑停药或换成其他药。

◎ 白三烯受体拮抗剂

白三烯受体拮抗剂，常见的如孟鲁司特钠，商品名为顺尔宁。

- 适用情况：孟鲁司特钠可以缓解流涕、鼻塞，但对于缓解鼻子痒、打喷嚏等效果稍微差一些。由于同时还能缓解其他部位的黏膜水肿，所以变应性鼻炎伴随过敏性咳嗽、哮喘和过敏性结膜炎的孩子，都可以考虑使用。

  顺尔宁单独用于变应性鼻炎的时候很少，通常都是和鼻用糖皮质激素或抗组胺药一起用。
- 适用年龄：目前有 6 月龄以上儿童使用本药的安全性数据，所以 6 月龄以上的孩子、符合适应证的，可以在医生的指导下使用。
- 用药方法：通常建议的疗程是 1 ~ 3 个月，根据孩子的具体恢复情况，医生会适当增加或者缩短疗程。

◎ 鼻用减充血剂

鼻用减充血剂，常见的如诺通、达芬霖等，可以快速缓解鼻塞、流涕、打喷嚏等问题。关于该药物的适用年龄及用药方法见本书第 49 页。注意不要连续使用超过 7 天，否则会引起反跳性鼻充血。而且，一般不建议 2 岁以下的孩子使用。

这几种药不能用

其实很多时候孩子只是得了鼻炎，家长却给孩子乱吃各种感冒药、抗生素。这样做不但没什么用，还很可能延误孩子的治疗，错过最佳治疗时机。孩子患鼻炎期间不建议用的药有以下两种。

◎ 抗生素：变应性鼻炎不需要用

变应性鼻炎不需要用抗生素，细菌性鼻窦炎才考虑用。变应性鼻炎虽然也称为鼻炎，却是由变应原引起的，和细菌没有一点儿关系，用抗生素是没有用的。

◎ 复方感冒药：治标不治本，承担额外风险

前文已经介绍过很多次，复方感冒药主要是指小儿氨酚黄那敏颗粒，也就是常说的护彤、小快克，以及优卡丹和好娃娃等。

以护彤为例，其成分中只有"马来酸氯苯那敏"可以缓解打喷嚏、流涕等，但该成分会让人犯困，所以不建议给孩子用。至于药里的其他成分，对缓解鼻炎不但没有任何帮助，还会让孩子承担额外的不良反应的风险。

出现哪些情况要及时就医？

大多数感冒并发的鼻部症状，会随着感冒病程的结束自行康复，这种情况下往往不需要就医。但其他原因引起的鼻炎，需要医生明确诊断并指导用药。出现下面几种情况，应及时带孩子看医生。

- 孩子持续鼻塞、流涕 10 天以上未见好转，或者好转几天后又忽然加重，尤其是孩子本身属于过敏体质或者爸爸妈妈有变应性鼻炎的情况下，需要及时去医院。
- 如果孩子流的鼻涕很黏稠，呈黄色脓性，同时伴随发热，孩子状态也不好，要及时去找耳鼻喉科医生就诊，排查一下细菌性鼻窦炎的可能。
- 如果孩子有鼻部症状的同时伴有头痛、嗅觉变差甚至听力下降等，要及时就医。

要和医生说清楚这些情况：

- 孩子开始出现鼻部症状的时间、严重程度，有无其他症状。
- 症状是否是孩子在某个特殊环境下或者接触了某种特殊的东西之后出现或者加剧。
- 孩子之前曾经使用过哪种药物，使用了多久。
- 孩子是否是过敏体质，以往是否有过类似的症状，家里是否有类似症状的直系亲属。

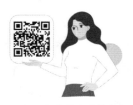

扫 码 阅 读 更 多 孕 育 知 识

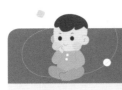

忙碌爸妈速查速记

● 如果孩子流涕的症状 10 天之内自行缓解，那可能就是病毒性鼻炎，多半不用过于担心。

● 如果孩子鼻塞同时，晚上睡觉会张嘴呼吸、打呼噜等，流涕、打喷嚏症状不明显，那可能就是腺样体肥大。

● 变应性鼻炎和细菌性鼻窦炎，也会让孩子出现流涕、鼻塞等症状，但这两种情况 2 岁以下孩子比较少见。

● 生理海盐水冲洗鼻腔、勤洗手、勤剪指甲、少抠鼻子是变应性鼻炎和细菌性鼻窦炎都可以使用的家庭护理方法。

● 排除并远离变应原是变应性鼻炎的家庭护理方法。想要避开变应原，最重要的是细心排查可疑变应原。

● 细菌性鼻窦炎推荐使用抗生素进行治疗，常用的有阿莫西林等。用药时注意要足剂量、足疗程，但是对青霉素过敏的孩子不能使用阿莫西林。

● 变应性鼻炎可以遵医嘱使用鼻用糖皮质激素、抗组胺药、白三烯受体拮抗剂、鼻用减充血剂这 4 种药。

● 2 岁以下的孩子不建议使用鼻用糖皮质激素喷鼻及鼻用减充血剂。2 岁以上的孩子使用鼻用减充血剂，时长也不要超过 7 天。

● 孩子患变应性鼻炎不需要用抗生素，只有细菌性鼻窦炎才考虑用。

喉炎

儿童急性喉炎，指的是以声门区为主的喉部黏膜的急性炎症，大多继发于感冒。所以，感冒的高发季节也是急性喉炎的高发季节。引发急性喉炎的病原体大多是病毒和细菌，病毒更为常见。

喉炎的典型表现

很多家长会有疑问，喉炎是指喉咙发炎吗？其实并没有这么简单。从症状上来看，喉炎称为"哮吼"更为准确，但是为了更好地理解和记忆，这部分内容还是以喉炎来表述。

声音嘶哑，咳嗽时有类似狗叫的声音

喉炎高发于 1 ～ 3 岁的孩子。如果孩子声音嘶哑，咳嗽的时候有类似狗叫的声音，吸气的时候很费力，而且明显能听到异常的声音等，就有可能是喉炎。处于上呼吸道感染期间的孩子忽然就说不出话来了，也很可能是喉炎。喉炎高发于夜间，因为夜间呼吸道分泌物增多，孩子躺着的时候呼吸道也更容易堵塞。由于这些症状都比较典型，所以临床上喉炎的诊断是比较容易的。

喉炎起病凶险，但只要及时发现、及时合理用药，见效比其他疾病要快。家长重点要做的是密切观察，一旦发现孩子吸气费力、声音嘶哑或者出现犬

吠样咳嗽等，及时带孩子就医。喉炎主要靠医生的查体来诊断，不要过于迷信血常规之类的检查。

出现这几种情况，并不是喉炎

如果孩子出现以下这些情况，就不太可能是喉炎。

- 孩子虽然有咽部红肿，但他的声音和呼吸都未受到任何影响，这其实不是喉炎。
- 孩子虽然有声音沙哑的表现，但很可能是一口痰堵在咽喉处引起的，稍后孩子咳嗽两声，沙哑的情况就缓解了，这也不是喉炎。
- 还有一些其他比较严重的情况，也要注意和喉炎区分。比如，容易被忽视的气道异物，也会引起孩子呼吸困难和剧烈咳嗽。家长平时一定要留心排查孩子经常接触的物品中有没有容易被忽视的小零件或小物件，避免小零件或小物件被孩子吸进呼吸道。

喉炎的家庭护理

因为喉炎起病通常比较急，所以一旦怀疑孩子得了喉炎，首先要及时就医，然后在医生的用药指导下，孩子喉炎的症状得到明显缓解之后，才考虑回家护理。

症状严重程度不同，护理方法不尽相同

喉炎可能给孩子带来潜在危险，且喉炎根据严重程度分为不同的等级，家长要有一些了解，才能更好地判断孩子疾病的严重程度，并给予针对性的护理方法。临床上，按照咽喉堵塞的程度，喉炎可分为四度。

喉炎的分度及护理方法

喉炎分度	特点	护理方法
一度	孩子安静时无异常，活动或运动后吸气很费劲，或者吸气的时候能听到异常的声音	居家观察，多补充液体； 睡前给孩子雾化吸入糖皮质激素，以防夜间症状加重，尤其是之前得过喉炎的孩子，注意雾化之前一定要咨询专业医生； 密切观察孩子的精神状态，如果症状一直未见好转或者有加重的趋势，要及时就医
二度	孩子在安静时就有明显的吸气费力，感觉咽喉处有东西堵着，咳嗽之后丝毫不缓解	及时就医，即使在孩子夜晚睡觉时，因为睡眠可能使症状加重
三度	除了二度的症状之外，孩子还会出现烦躁不安、嘴唇及指甲发绀等情况	不要犹豫，抱起孩子以最快的速度去医院
四度	孩子由烦躁不安转为昏迷、脸色发灰、心律不齐等	到了四度就已经非常危险了，这个时候，家长估计已经在带孩子去医院的路上了

推荐的 3 个护理方法

明确了孩子喉炎的严重程度，回家之后的护理其实就和普通感冒比较类似。具体的护理方法如下。

◎ 保证室内空气湿度，并适当通风

建议把室内湿度调整为 55% 左右，这是让孩子感觉比较舒服的一个湿度，注意不要超过 60%，否则容易引起室内长霉菌。与此同时，注意常给室内通风，在户外空气质量良好的情况下，至少每天通风两次，每次 20 分钟左右。

◎ 饮食清淡，多补充液体

不要给孩子吃油腻的食物，比如油炸食品；也不要给孩子吃刺激性的食

物，比如很咸或者很辣的食物。饮食以清淡、顺口、易吞咽为好。另外，还要注意给孩子多补充液体。

6 月龄以下的孩子可以多吃一些母乳；6 月龄以上的孩子在满足饮食量的基础上，可以适当增加液体的摄入，比如多喝温开水及各种汤、粥等。

◎ 保证休息，少去人多的地方

尽量让孩子有充分的休息，这样可以减少孩子的哭闹，避免呼吸困难加重。如果孩子正在生病或正处于恢复期，尽量不要带孩子去人多不通风的场所，以免交叉感染。

最后要注意的一点是，之前得过喉炎的孩子比较容易再次得喉炎。所以有过喉炎病史的孩子在发生呼吸道感染的时候，家长要格外留心孩子的情况。

不推荐的护理方法——拍背、熏醋

◎ 拍背：对排痰起到的作用很有限

孩子患喉炎的时候，有些家长会误以为是有痰堵在嗓子里，所以会想尽办法帮孩子排痰，而拍背就是比较常用的方法之一。其实，很多研究显示，即便是孩子需要排痰，拍背能起到的作用也很有限，而且家长的手法和力度不合适，往往会让孩子更不舒服。更重要的是，拍背还会延误病情。毕竟喉炎一旦发生，及时就医才是最关键的。

◎ 熏醋：并不会降低空气中的菌落数目

酸或碱确实有杀菌作用，但主要和浓度有关，只有强酸或强碱才能达到理想的消毒效果。事实上，熏醋并不能降低空气中的菌落数目，而且这种刺激性的气味还会让孩子的咽喉和眼睛不舒服，甚至会因为刺激性比较强而导致孩子咳嗽加重。所以，不论在什么情况下，都不建议在家里熏醋。

总的来说，喉炎起病凶险，但只要及时发现、及时合理用药，见效比其他疾病要快，所以家长重点要做的是密切观察，发现问题后及时就医。

孩子得了喉炎，如何科学用药？

喉炎特征明显，一般情况下不需要额外做什么辅助检查。医生根据孩子的症状和听诊时的呼吸音以及心率，基本可以判断孩子病情的严重程度，给出对应的用药方案。

糖皮质激素是用来缓解喉炎的主要药物。雾化是糖皮质激素给药使用频率最高的方式。用糖皮质激素做雾化，起效快，不良反应较小。如果症状控制不理想或者症状较重，也可以考虑口服制剂或注射剂。

关于喉炎的用药家长只需了解一下就可以，因为不管是哪种给药方式，都需要在医生的综合判断及指导下使用，而且这些药也都是处方药，不适合家长自行决定是否给孩子使用。

雾化类糖皮质激素

雾化类糖皮质激素，也就是常说的布地奈德，商品名为普米克令舒（吸入用布地奈德混悬液）。

- 适用情况：如果孩子声音嘶哑、咳嗽声音类似小狗叫或者吸气费力等，那么在确诊是喉炎之后，可以在医生的指导下使用雾化方案。
- 适用年龄：这种给药方式适合任何年龄段的孩子，作用部位精准，能比较迅速地解决孩子咽喉堵塞的问题。而且，这种局部给药的方式，相比于口服和注射用药，发生全身不良反应的概率更小。
- 用药方法：至于给药的剂量和频次，需要听医生的。因为根据不同年龄、不同严重程度，治疗方案都会有所差别。
  不过这种雾化用药安全范围较大，所以家长不用过于纠结用药量的问题。通常建议每次 1mg，每天两次；稍微严重的情况下，也有医生建

⚠ **注意**

为了减少激素雾化时经皮肤吸收进入孩子身体内，在雾化之前不要给孩子涂抹面霜，如果已经涂过，要及时清洗掉，因为油性的膏脂会增加药物的吸收率。在雾化之后要让孩子漱口、洗脸，减少皮肤表面对药物的吸收。小一点的孩子自己还不会漱口，可以用无菌纱布蘸着清水帮他清洗口腔。另外，还有一点要强调一下，对布地奈德过敏的孩子禁用该药。

议每次 2mg，每天两次。最好是饭后一小时进行雾化，以免雾化过程中孩子呕吐。

- 停药标准：待到孩子喉部的问题缓解之后，比如孩子的声音恢复正常不再嘶哑、喘气不再费力、咳嗽声音恢复正常并且明显好转等，再结合医生的查体，发现确定没有什么太大问题了，就可以考虑停药。

喉炎的症状在用药之后通常会很快缓解，所以一般使用雾化不会超过 3 天，但如果同时还有其他呼吸道问题（比如咳嗽等），就要额外考虑是否用药了。

口服类糖皮质激素

对于治疗喉炎，大多数情况下都雾化用药，但也不排除个别情况需要用到口服或者注射用糖皮质激素类制剂。口服制剂比较常用的是醋酸泼尼松龙片，为处方用药，务必在医生的指导下使用，不可以在家自行决定使用。

- 适用情况：孩子的症状比较严重，比如呼吸明显费力；又或是给孩子雾化之后，情况未见好转或孩子不配合雾化等，可以考虑口服激素。即便是口服或者注射激素，短期使用也是比较安全的。而且喉炎的症状通常也会很快纠正，所以，这个时候家长真的不用过于纠结，听医生的就好。

- 用药方法：至于具体的使用剂量，通常根据病情决定，一般是根据孩子体重计算，每天 1mg/kg。

注射类糖皮质激素

注射类糖皮质激素，最常见的是地塞米松注射液。用到这类药时，孩子基本是已经在医院了，因此这种药要不要用、怎么用，还是那句话——听医生的。医生会根据孩子病情的严重程度，选择肌肉注射或者静脉注射给药。

这几种药不能用

◎ 抗生素

大多数喉炎都是病毒感染引起的，只需要对症用药就可以了。除非有明确的细菌感染，否则一般都不建议服用抗生素。如果孩子不是细菌感染引起的喉炎，而家长已经给孩子吃了抗生素，请及时停掉。

这里要强调一点，虽然说使用抗生素要足量足疗程，但在发现不属于细菌感染的情况下，抗生素是可以随时停掉的。

◎ 各种喷雾

不推荐用各种喷雾，比如常见的利巴韦林喷雾、干扰素喷雾、开喉剑喷雾等。一方面，喉炎发病的位置比较深，喷雾很难到达；另一方面，一直都没有明确证据显示这类药对孩子的疾病恢复有任何实质性帮助。其实不只是喉炎，对于其他病毒引起的上呼吸道感染，使用这类药的意义也不大，都不建议用。

如果已经给孩子用了，也不用太担心，及时停掉就好。

出现哪些情况要及时就医？

喉炎是一个起病急、对孩子潜在危害较大的疾病，但预后大多不错。喉炎症状典型，早期容易识别，及时就医是关键。

在医生的指导下使用药物，能够帮助孩子迅速缓解症状，以免病情进一步发展，影响到孩子的呼吸。所以，出现以下情况建议家长及时带孩子就医。

- 如果孩子声音嘶哑、咳嗽的时候有类似狗叫的声音，吸气的时候很费力，而且明显能听到异常的声音等，应及时就医。
- 处于上呼吸道感染期间的孩子忽然说不出话了，一般来说也可能是喉炎，通常高发于夜间。这时候即使是半夜，也建议去家附近的儿科急诊及时就医。
- 确诊喉炎之后按照医嘱用药，症状不但没有好转甚至有加重的趋势，需要再次就医，请医生重新评估病情。

要和医生说清楚这些情况：

- 孩子发病的过程，喉炎典型症状的严重程度。
- 是否有其他症状及严重程度。
- 孩子是否使用了药物。
- 孩子以往是否有喉炎病史。
- 短期内孩子是否接触过容易导致误服的小件物品和玩具。

交代清楚了这些，医生再结合孩子的症状，基本就能判断孩子到底是不是喉炎了。如果是喉炎，会根据喉炎的严重程度开药，并说明怎么使用。

❗ 注意

要注意把声音嘶哑和"有痰"辨别开来，如果孩子喝点水，哭两声，咳嗽两声，嗓子哑的情况就明显好转，那估计是痰液暂时堵塞咽喉造成的，多半不是喉炎，不用紧张。

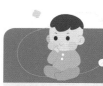

● 喉炎容易发生于 1 ~ 3 岁的孩子，会伴随声音嘶哑，咳嗽的时候有类似狗叫的声音，吸气很费力，而且明显能听到异常的声音。如果孩子咽喉红肿，但声音和呼吸不受影响，那一般就不是喉炎。

● 要密切关注孩子的情况，注意区分喉炎和气道异物，以及因为痰液堵在咽喉处造成声音沙哑的情况。

● 喉炎会给孩子带来潜在的危险，一旦发现有喉炎的症状，要及时就医。确诊并治疗的同时采取相应的护理措施。

● 如果孩子确诊了喉炎，护理方法和普通感冒类似，保持室内的空气湿度和适当通风，并注意多补充液体，多休息，少去人多的地方。不推荐拍背和熏醋，这两种方法对病情好转不仅没有帮助，还有可能引起其他问题。

● 糖皮质激素是用来缓解喉炎的主要药物。根据实际情况可以选择雾化、口服或者注射类的糖皮质激素类制剂。因为这类药物属于处方药，所以不管是哪种给药方式，都需要在医生的指导下使用，不能自行用药。

● 大多数喉炎都是病毒感染，只需要对症用药，使用抗生素并没有用，在买药的时候看到名字中有"头孢""西林""霉素"的都要注意。

● 常见的各种喷雾，比如利巴韦林喷雾、干扰素喷雾、开喉剑喷雾等，对喉炎都没有明确的治疗效果。

第七章

常见传染病与用药

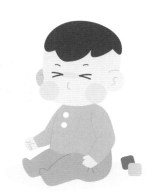

手足口病

手足口病是一种急性传染病，由柯萨奇病毒、埃可病毒等肠道病毒引起，儿童普遍容易感染，以 5 岁以下儿童为主，可以通过粪便、咽喉分泌物、唾液和疱疹液等传播。手足口病一年四季都可以发病，但以夏季和早秋季节高发。感染病毒后，大部分孩子会在 3 ～ 5 天出现症状，但通常只要做好隔离和居家护理，自己就能慢慢康复。

手足口病的典型表现

手足口病的常见症状有发热、口内疱疹和皮疹。少数的手足口病只会有皮疹，却并不发热，但同样具有传染性。

发热

发热是最常见的症状。手足口病的发热一般在 39℃以下。如果发热超过 39℃，稳妥起见，需要去医院找医生评估一下。

口内疱疹

孩子发热当天，咽喉、口唇内侧甚至舌头上会出现疱疹。这种疱疹通常不痒不痛，只有出现溃疡的时候才会痛。

皮疹

手足口病的皮疹位置通常会出现在手、脚、臀部。典型的皮疹周围通常会有一圈红晕，中间有个小白疱。但是也有很多孩子就只是红色的皮疹，不起疱疹，疱疹内液体较少，通常不会破裂流水。如左图所示。

有的孩子只有个别部位出现皮疹，有的孩子皮疹比较密集。但皮疹的数量和病情严重程度没有关系。

除了以上几种情况，少数得手足口病的孩子还会有一些类似感冒的症状，比如咳嗽、咽痛、流涕、食欲不振等。

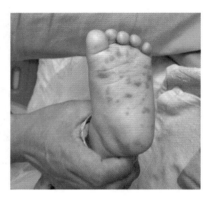

手足口病皮疹表现

手足口病要注意与这些疾病鉴别

手足口病的表现和疱疹性咽峡炎、水痘等几种儿童常见病有些相似。掌握简单的区分方法，能帮助家长进行初步判断，但确切的诊断，还是建议交给专业的医生来做。

疱疹性咽峡炎

疱疹性咽峡炎发病时，也会发热和长疱疹。它和手足口病的主要差别是，疱疹性咽峡炎的发热通常是 39℃ 以上的高热，而且疱疹仅仅出现在咽峡部，而不会长在手、脚和臀部。

水痘

水痘的皮疹、疱疹主要分布在头、面部、前胸、后背等靠近身体中间的部位；而手足口病的疱疹主要集中出现在手、脚、臀部。另外，水痘的疱疹会很痒，且疱疹液体比较多，破溃后可能会留下瘢痕。手足口病的疱疹不痛不痒，不留下瘢痕。

猩红热

猩红热也是儿科比较多见的呼吸道传染病，表现是发热和身体出现红色的弥漫性皮疹。猩红热的红色皮疹会遍布前胸、腹部和后背，咽喉部会化脓红肿、疼痛。

猩红热最容易与手足口病区分之处，就是舌头的表现。患有手足口病的孩子，其舌头并不会有特殊性，也就是可能有几粒小疱疹。而猩红热发病后，舌乳头（舌尖）会增大状似草莓或杨梅，如右图所示。

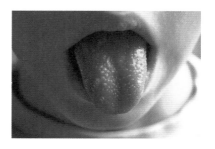

"草莓舌"

川崎病

得了川崎病的孩子，高热会达到 39℃以上，且发热一般会超过一周。而手足口病除了重症病例，较少出现高热，更少出现发热持续一周以上的情况。另外，川崎病不会出现手足口病那样的疱疹，通常表现为眼睛发红，皮肤红斑、水肿、脱屑。

当然，遇到拿不准的情况还是要及时去医院找医生诊断，毕竟大多数家长都是非专业人士，掌握以上几点，学会简单辨别就好。

手足口病的家庭护理

多数情况下，只要做好家庭护理，手足口病患儿就会很快恢复健康。家长重点做好以下几件事就好。

观察孩子的病情变化

家长应该注意观察孩子的病情变化，比如孩子是不是高热，发热是否持续不退，是否有精神萎靡或者非常烦躁，手脚是否总是不自主地抖动，心率、呼吸是否增快。如果病情变得严重，需要及时就医。

减少病毒传播的机会

成年人不太容易得手足口病，但如果是两孩家庭，就要做好患病孩子的隔离工作。要避免得了手足口病的孩子和其他没被传染的孩子密切接触。让两个孩子分房间睡觉、玩耍，单独用自己的碗筷。如果有条件，最好厕所也要单独使用。

得了手足口病的孩子的痰液、唾液和擦拭用纸等，最好都统一收集、丢弃。家长在给孩子换尿不湿后、盛饭前，也要用肥皂洗手。这些措施要坚持到孩子康复一周后。

室内多通风

房间经常通风，可以降低空气中的病毒数量。每天至少两次，每次10 ~ 15 分钟。

经常给孩子的物品消毒

孩子得了手足口病之后，其他人不要和孩子共用毛巾或餐具。还要经常清洁和消毒孩子接触的物品，每天清洁两次。孩子的餐具、奶瓶可以煮沸消毒。衣物、被褥可以用 70℃以上的热水浸泡 30 分钟后清洗，注意最好分开单独清洗。棉被可以暴晒 0.5～1 小时。

家里的地面、孩子的玩具、马桶等，可以用稀释后的 84 消毒液（质量浓度为 5%，1 份 84 消毒液加 19 份清水）擦洗。注意 84 消毒液擦拭 15 分钟后，要用清水擦洗干净，避免消毒液的味道刺激孩子的呼吸道。

避免吃油腻食物

孩子生病期间的饮食可以和平时差不多，但要避免吃油腻食物，尽量选择清淡一点的食物如奶、粥等，这样孩子吞咽的时候不容易刺激到咽部疱疹，会感觉更舒服一些。

如果得了手足口病的孩子还在哺乳期，妈妈是可以继续哺乳的，但因为孩子唾液中可能有病毒，妈妈要在哺乳前后用清水把乳头清洗干净。

孩子得了手足口病，如何科学用药？

手足口病是一种自限性疾病，即使不用任何药，通常 7～10 天就能自愈。家长千万不要滥用药物。即使要用药，目的也只是为了缓解孩子的不适，让孩子的身体恢复得更快些。绝大多数孩子的手足口病只会出现 3 个症状，也就是皮疹、发热、咽痛。所以关于用药，主要是针对这 3 个症状。

针对皮疹的用药

手足口病的皮疹数量和病情严重程度没有关系，而且这些疹子不痛不痒不留瘢痕，完全可以不用药。注意在洗澡、擦拭的时候，不要擦伤皮肤。如果孩子皮疹破了，可以涂 0.5% 的碘伏消毒，预防皮肤感染。

> **！注意**
>
> 现有证据显示，利巴韦林、干扰素、抗病毒口服液等抗病毒药物，以及所谓增强孩子免疫力的药物，都对手足口病无效，不仅无效，还会有不良反应。

针对发热的用药

在"发热"一节中，我们介绍过，发热是孩子身体在进行自我保护，不用着急用药。如果孩子体温超过 38.5℃，或者体温虽然不高，但孩子看上去精神状态不好、食欲不佳，可以考虑给孩子用退热药。3 月龄以上的孩子，可以用对乙酰氨基酚即泰诺林。6 月龄以上的孩子，可以用布洛芬即美林。

总之，目前推荐的安全退热药，只有对乙酰氨基酚和布洛芬两种，家长不用考虑其他的退热药。

针对咽痛的用药

口腔疱疹已经出现溃疡的孩子，可能会有咽痛，吃东西的时候疼痛还会加重。这时候要尽量让孩子少吃酸、咸、辣等刺激性食物，多吃温凉的流质或半流质的食物，比如面汤、稀粥和奶等，每天喂 4 ～ 6 次。

如果疼痛明显，可以给大一点的孩子喝冰凉一点的水或者吃点冰激凌，这样既可以镇痛又补充一些糖分。吃完东西后，要记得给孩子漱口。口腔靠近外侧如果出现溃疡的话，还可以涂抹一些鱼肝油来缓解疼痛。对于位置比较深、靠近咽部的溃疡，喷剂镇痛不明显。不推荐使用任何喷剂。

通常，口腔溃疡引起的疼痛影响孩子进餐喝水，最多也就持续 2 ~ 3 天，必要时可以用解热镇痛药来缓解疼痛。家长不要太着急。

除了发热、皮疹和口腔溃疡等症状，有的手足口病患儿还可能会咳嗽、流涕、食欲不振等，不过通常也就持续 1 ~ 3 天，而且程度比较轻，一般不需要药物处理。

严重的手足口病患儿需要在医院住院观察并接受治疗。

出现哪些情况要及时就医？

普通型的手足口病是不需要特殊治疗的，只要做好家庭护理、必要时对症用些药就可以了。但当孩子出现以下几种情况时，家长一定要留意，建议及时带孩子去医院。

- 持续高热：如果孩子体温高于 39℃且持续时间超过 24 小时，或者已经给孩子吃了退热药，但是体温下降不明显。
- 咽痛导致吃不进任何东西：手足口病常常伴随着咽痛，有的孩子咽痛明显，甚至一吃东西或喝水就哭闹，这些孩子可能会有脱水的风险。
- 呼吸出现异常：如果孩子呼吸突然增快或是减慢，也需要去医院。家长可以在孩子安静的时候，比如在孩子睡觉的时候数他的呼吸频次。如果孩子持续或反复出现呼吸增快或减慢，那么就需要及时就医了。
- 精神状态很差：表现为不爱玩、疲倦瞌睡、黏人、烦躁不安，甚至哭闹没有力气。
- 出现其他比较严重的症状：如果孩子出现呕吐、抽搐、心跳增快，或是手脚发凉、面色苍白等情况，就要带孩子去医院了。尤其是不到 2 岁的孩子出现以上症状时，更需要重视。

要和医生说清楚这些情况：
- 提前打电话咨询附近的医院能否收治。
- 记录发现孩子不适的时间，方便医生判断病程。

- 记录孩子的症状，以及这些症状的严重程度和持续时间。
- 记录孩子吃了什么药，吃了多少，以及吃药后的效果如何。

不同年龄段孩子心率异常的标准

年龄	每分钟心跳次数
小于 12 月龄的孩子	≥ 160 次
1 ~ 2 岁的孩子	≥ 150 次
2 ~ 5 岁的孩子	≥ 140 次

到了医院之后，医生会给孩子做基本的体格检查，比如听诊孩子的心跳、呼吸，观察皮疹情况等，做初步的判断，然后再进一步决定要做哪些检查。

手足口病重在预防

除了常说的勤洗手、注意卫生，不要去人群密集的场合等，手足口病最有效的预防方法，还是接种疫苗。

接种 EV71 疫苗可以预防部分手足口病。这种疫苗是自费疫苗，每剂价格在 180 ~ 280 元不等，一共需要接种两剂，两剂中间间隔一个月。EV71 疫苗在各社区卫生服务中心预防接种门诊都可以接种，家长最好先打电话确认一下。

建议孩子 6 月龄之后，越早接种 EV71 疫苗越好；如果孩子超过 5 岁，就不建议再接种了。接种过两剂 EV71 疫苗之后，或是明确已经感染过 EV71 病毒，那就不再需要接种 EV71 疫苗了。

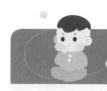

● 孩子得手足口病时，往往会发热，皮疹较典型，少数的还会伴随其他症状如咳嗽、流涕、食欲不振等。

● 手足口病和其他几种儿童常见病的区别主要是，疱疹性咽峡炎的疱疹只会出现在口腔；水痘的疱疹会很痒；患有猩红热的孩子，舌头有特征性变化；川崎病则表现为持续高热但没有疱疹，可能有皮肤红斑、眼睛发红等症状。

● 观察孩子的病情变化，包括体温、呼吸、精神状态等，如果情况严重，需要马上去医院。

● 做好隔离、消毒工作，避免传染给其他孩子；要给房间通风，每次通风 10 ~ 15 分钟，每天至少两次；要给孩子的物品做好消毒；孩子的饮食要避免油腻。

● 各种抗病毒药物对手足口病无效，不要乱用；各种所谓缓解咽痛的喷剂、增强抵抗力的产品，也不推荐使用。

● 不用特别处理皮疹，如果有皮疹擦破了，可以涂抹 0.5% 的碘伏消毒。

● 如果孩子发热超过 38.5℃，或者孩子精神状态不太好，可以考虑给孩子吃对乙酰氨基酚或布洛芬。孩子咽痛时，可以给他多喝水，避免吃刺激性食物。

● 当孩子持续高热、精神状态比较差、呼吸出现异常、循环功能出现问题时，就需要送去医院治疗了。

● 接种 EV71 疫苗，是预防重症手足口病最有效的方法。

水痘

　　水痘，是由"水痘－带状疱疹病毒"感染引起的传染病，一年四季均可发病，冬季和春季是水痘的高发季节。任何年龄段的人都可能感染水痘，但是婴幼儿和学龄前儿童感染的概率会更高。孩子感染水痘后不会立即发病，一般会经历 10 ～ 21 天的潜伏期。潜伏期就是从感染病毒到发病所经历的一段时间。

　　虽然接种疫苗可以大幅降低水痘的发病率，但是每年还是有不少孩子得水痘。了解一些水痘的相关知识，对家长而言，还是很有必要的。

水痘的典型表现

　　感染了水痘后，最常见的两个症状就是发热和皮疹。

发热和皮疹

　　很多疾病都会出现皮疹这种症状，水痘的皮疹有其独特之处。

　　首先，水痘的皮疹在身体上的分布有一定规律性，它们首先出现在头皮、躯干部位，随后向四肢扩散，出现在手和脚的部位比较少。另外，皮疹的形态是逐渐变化的。最开始是细小的"红斑"，随后红斑凸起形成红色"丘疹"，之后丘疹很快就会变成充满液体、晶莹剔透的"小水疱"。2 ～ 3 天后，水疱里的液体会变混浊，水疱会破裂，最后结痂。

　　在皮疹形态变化的过程中，还会不断有新的皮疹出现，所以可能会在同一个部位见到红斑、丘疹、水疱、结痂四种形态。

一般在发病的第 4 天之后，就不会长出新的皮疹了。在第 6 天时，皮疹会完全结痂，痂皮在 1 ～ 2 周内会脱落，这个过程中可能会有色素脱失或色素沉着的情况出现，但不用太担心，皮疹消退后，一般不会留瘢痕。

如何避免水痘传染?

其实，水痘的传染源只有一个，就是水痘患者。水痘的传染性极强，病毒存在于患者皮肤水疱内的液体及口腔分泌物中，可通过两种途径传播：一是接触水痘患者呼吸道分泌物的飞沫；二是皮肤直接接触患者皮肤水疱内的液体，也就是水疱液。

水痘的传染期是从长出水痘前的 48 小时开始，一直持续到水痘完全结痂为止，所以这段时间内，其他人要做好防护措施，避免被传染。

水痘的家庭护理

如果发现孩子得了水痘，也不用过于担心，因为水痘是一种自限性疾病。对于 12 岁及以下的健康儿童来说，即使不经过任何治疗，一般 10 天左右，水痘就会自行消退。

家长需要做的，就是在医生的指导下，做好护理工作，让孩子舒服地度过这段时间，避免出现并发症。孩子得水痘居家护理的方法如下。

隔离：从发病开始到皮疹都结痂为止

如果孩子患了水痘，要及时隔离起来，避免传染给其他人。隔离时间是从发病开始，一直到皮疹全部结痂为止。与水痘患者接触过的孩子，也应该隔离起来观察三周，看看是否已经被传染。

为了室内保持空气清新，还需要适当地开窗通风。有的家长可能要问了："孩子得了水痘不是不能吹风吗？"其实，这个说法并没有科学依据，室内通风保持空气流通非常重要。

不要着急给孩子退热

❗ 注意

千万不要用阿司匹林给孩子退热。

孩子患水痘之后会发热，但只要孩子没有感到很难受，体温不超过 38.5℃，就不用着急吃退热药。但如果孩子发热感觉非常难受，精神状态不佳，即使体温未超过 38.5℃，也可以用退热药。首先推荐用对乙酰氨基酚退热。

采用有效的止痒方法

孩子出水痘时的皮疹常常很痒。推荐的止痒方法首先是冷敷，将冷毛巾敷在瘙痒的地方，有助于缓解瘙痒。如果冷敷效果不好，可以将炉甘石洗剂涂到皮肤上。

如果这些方法还不能止痒，也可以向医生寻求帮助，口服抗组胺药物来止痒。但是要记住，即使皮疹再痒，也要监督孩子不要抓挠，如果抓破皮肤，容易发生细菌感染。家长可以剪短孩子的指甲，给他戴上布手套，穿上长裤，避免其抓破水疱。皮疹结痂之后痂皮会自行脱落，不要让孩子强行撕掉痂皮。

另外，孩子的衣服也要选择柔软、宽松的，避免与皮肤摩擦使水疱破损，而且要注意勤换洗。

那么，孩子得了水痘后能不能洗澡呢？其实是可以的。得了水痘之后，依然要保持皮肤的清洁。但注意不要把水疱弄破。如果水疱破裂了，可以涂抹一些抗生素药膏，如百多邦、夫西地酸软膏、红霉素软膏等。如果水痘的皮疹很严重，甚至出现了破裂、溃烂，洗澡时就要十分谨慎了。

孩子得了水痘，如何科学用药？

水痘属于自愈性疾病，大多可以自行恢复，通常只需要采用缓解症状的药物就可以了，比如发热时候使用退热药，痒的时候使用止痒药等。

解热镇痛药

针对发热，推荐的药物是解热镇痛药，首选对乙酰氨基酚，即泰诺林、百服宁，常用剂型是混悬剂、滴剂或口服溶液。具体用药方法见"发热"一节。注意，布洛芬不作为水痘的首选解热镇痛药物，因为布洛芬可能会增加水痘继发感染的风险。

止痒药

孩子痒的程度不一样，止痒的药物种类也不一样。

◎ 炉甘石洗剂

炉甘石洗剂的安全性很好，任何年龄段的孩子都可以涂抹，使用之前注意把药物摇匀，每天两次，涂抹在孩子感觉痒的地方就可以。需要特别注意的是，炉甘石洗剂只可以用在皮肤表面未破溃处，如果水疱已经被孩子抓破了，就不建议用了，否则会增加感染的风险。

◎ 抗组胺药

如果孩子用了炉甘石洗剂还是痒，或者皮肤表面有破溃，不能使用炉甘石洗剂的时候，都可以使用抗组胺药来止痒。对于儿童推荐首选第二代抗组胺药。主要有两种，一种是盐酸西替利嗪滴剂，如仙特明；另一种是氯雷他定糖浆，如开瑞坦。

外用抗感染药

除了发热和止痒，孩子得水痘还可能用到外用抗感染药。因为皮肤表面及指甲里会有很多细菌，所以当疱疹破溃，引起皮肤表面红肿甚至流脓、流水的时候，需要使用外用抗感染药膏。常用的外用抗感染药膏有莫匹罗星软膏、夫西地酸软膏、红霉素软膏等。只要选择其中一种，用法用量按照说明书使用即可。

孩子得水痘的用药

药物种类	适用情况	用药方法	注意事项
解热镇痛药	同"发热"一节		布洛芬不建议用
炉甘石洗剂	任何年龄段孩子均可	涂于痒处，每天两次	皮肤破损处不要用
抗组胺药	使用炉甘石洗剂效果不佳，皮肤有破损时止痒；盐酸西替利嗪滴剂适合 6 月龄以上的孩子；氯雷他定糖浆适合 2 岁以上的孩子	根据年龄按照说明书服用	孩子痒得不厉害了随时可以停掉
外用抗感染药	疱疹破溃，引起皮肤表面红肿甚至流脓、流水时	以莫匹罗星软膏为例，每天 3 次，通常 5 天左右为一个疗程，用到红肿消失、皮肤表面结痂即可	最好用无菌棉签蘸着涂抹，如果用手指涂抹，务必先洗手，擦干后再涂抹

这两种药不能用

◎ 不推荐擅自使用抗生素

水痘属于病毒性疾病，一般情况下不推荐使用抗生素。只有经医生评估合并了细菌感染的情况下，才可以使用抗生素。

◎ **不推荐使用抗病毒药**

对于 12 周岁或 12 周岁下的健康儿童，除非情况特殊，否则不推荐抗病毒治疗。有资料显示，这类人群的水痘大多属于自愈性的，使用抗病毒药物弊大于利，不建议常规使用。

出现哪些情况要及时就医？

除了做好对患水痘孩子的护理工作，遇到一些特殊情况时，就需要在医生的指导下让孩子接受抗病毒治疗了。

- 孩子出现发热 3 天不退、精神不好、头痛、咳嗽、意识模糊、恶心呕吐，疱疹部位化脓且感染面积较大，要及时到医院就诊，进行抗病毒治疗。
- 孩子患有慢性皮肤病、肺炎，需要长期使用阿司匹林等水杨酸盐类药物或吸入性类固醇药物。有慢性皮肤病或肺炎的患儿，如果发生继发性细菌感染可能造成严重后果，建议及时就医，进行抗病毒治疗。
- 孩子的免疫功能已经受损。免疫功能受损的孩子包括：存在基础恶性肿瘤或 HIV 感染的患儿；正在使用大剂量皮质类固醇治疗且使用时间超过 14 天的患儿，或者正在接受其他免疫抑制治疗的患儿。

  对于这类孩子，建议静脉给予阿昔洛韦进行抗病毒治疗。不过，根据年龄、疾病严重程度和实验室检测结果的不同，抗病毒治疗方案也有差异，具体的用药方案由医生来决定。

  要和医生说清楚这些情况：

- 孩子是否注射过水痘疫苗，必要时可以带着疫苗接种本。
- 孩子发病后使用过哪些药物。
- 孩子除了发热、出疱疹之外，是否有其他症状以及症状严重程度。

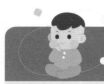

忙碌爸妈速查速记

● 水痘是一种由水痘－带状疱疹病毒感染引起的传染病，冬季和春季高发，婴幼儿和学龄前儿童感染的概率较高。典型症状是发热和皮疹，且皮疹一般会从头皮、躯干开始，往四肢扩散。

● 水痘的传染源只有水痘患者，可以通过接触水痘患者呼吸道分泌物的飞沫或直接接触水疱液两种途径传播，要做好防护。同时要及时隔离水痘患者，直到全部的皮疹都结痂为止。

● 不要急着给孩子退热。若应用退热药，首选对乙酰氨基酚。

● 如果孩子皮疹非常痒，可以通过冷敷、涂炉甘石洗剂或口服抗组胺药物的方式帮助孩子止痒，嘱咐孩子一定不要抓挠局部，注意痒处的清洁。

● 水痘属于自限性疾病，大多可以自行恢复，一般对症用药就可以了，比如发热时用退热药对乙酰氨基酚；痒的时候使用止痒药炉甘石洗剂或第二代抗组胺药。

● 如果疱疹破溃，引起皮肤表面红肿甚至有脓液，需要外用抗感染药膏，常用的有莫匹罗星软膏、夫西地酸软膏、红霉素软膏等。

● 孩子得了水痘，很多药是不推荐使用的，比如抗生素、抗病毒药物，以及各种外用洗剂等。但遇到特殊情况，除了做好护理工作，还需要就医，接受抗病毒治疗，比如孩子病情严重，一直未见好转；孩子患有慢性皮肤病、肺炎，或者孩子的免疫功能已经受损，都需要及时就医，接受抗病毒治疗。

猩红热

"猩红热"这个疾病家长可能很陌生，但它会在每年特定季节高发。家长要掌握猩红热的常见症状，以及如何辨别猩红热和其他疾病。

猩红热是一种细菌感染的传染性疾病，高发的季节是每年的冬春季。3 ～ 9 岁的孩子，更容易得猩红热。如果猩红热不及时治疗的话，可能会诱发心肌炎、肾小球肾炎等严重并发症，所以家长要学会正确判断，以便孩子尽早接受治疗。

猩红热的典型症状

如何判断孩子是否得了猩红热？家长可以记住，发热、咽痛、杨梅舌、起红疹这 4 个典型的表现。

疾病最初阶段：发热、咽喉肿痛、杨梅舌

猩红热刚开始一般会有 2 ～ 3 天的潜伏期。这个阶段孩子不会有任何不舒服的症状。之后，孩子会出现发热和咽喉肿痛，这是因为细菌入侵到身体里，身体出现了抵抗细菌的反应。

这个时候的发热比普通感冒时体温要高，部分孩子会有 39℃以上的持续高热。孩子的精神状态也不是很好，可伴有头痛、全身不适。另外，孩子还会有咽部肿胀的表现，大一点的孩子还会诉说喉咙痛。

这个时候，通过查看孩子的咽喉，就能做出简单的判断。孩子咽喉有红肿，而且口腔上腭还有一个个点状的红色疹子，过一段时间后还能看到咽喉部位有很多白斑。如下图所示，左图软腭处有出血点，右图能看到白色分泌物。

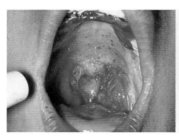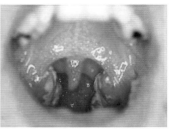

猩红热咽喉部表现

另外，因为猩红热属于细菌感染，所以孩子的舌苔会变厚，看上去是明显的灰白色，而且舌头表面会有一颗一颗的红肿凸起，整条舌头看上去像草莓一样，称为"草莓舌"（见第 223 页图）。再过 2 ~ 3 天，灰白色的舌苔会脱落，只剩下凸起的一个一个的红点，看上去就像杨梅的表面，称为"杨梅舌"（如右图所示）。

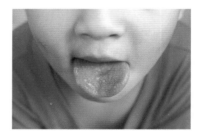

"杨梅舌"

发热咽痛 1 ~ 2 天后：出现红色皮疹

除此以外，判断孩子是不是得了猩红热，还有一个很明显的症状，那就是身体是不是有红色的皮疹。红色皮疹通常会在发热、咽喉肿痛的 1 ~ 2 天后出现。这个时候孩子仍然在发热。

典型的猩红热皮疹，孩子全身的皮肤都会是红的，从耳后、脖子开始出现皮疹，一天左右就会蔓延到躯干和手臂，然后到下肢，摸着特别粗糙，就像牛皮纸一样。当按压这些皮疹时，能看到手指压下去的地方有一条白色的痕迹，且痕迹会持续几秒钟。

但是有些孩子可能没有这么典型的猩红热皮疹表现，仅仅看到孩子的脸上、四肢和躯干处出现一颗一颗很小的、突出皮肤表面的丘疹（如右图所示）。

3～5 天后，皮疹颜色会变暗，逐渐脱皮消退，这时候就是恢复期

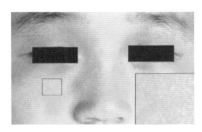

猩红热的红色丘疹

了。如果病情严重，还会出现大片脱皮，主要表现在手上和脚上。在恢复期，发热等症状会开始消退，孩子也开始觉得舒服起来。

注意和扁桃体炎、咽炎、麻疹、风疹的区别

其实不仅是猩红热，很多疾病都会带来发热、咽喉痛、起皮疹等症状。家长应该怎样去辨别呢？这里介绍几个简单的辨别方法。

首先是和扁桃体炎、咽炎的区别。扁桃体炎、咽炎都会引起发热和咽喉肿痛，但孩子的身上不会有皮疹。其次是和麻疹、风疹的区别。麻疹、风疹都会有红色的皮疹，也会发热，但风疹基本没有咽喉疼痛的表现，麻疹有时会有咽喉疼痛，但是有典型的麻疹黏膜斑表现，也比较容易鉴别。

不过这些都只是粗略的辨别方法。如果孩子除了发热还有咽痛、拒绝吃东西，甚至出现了皮疹，都要尽快带孩子去医院，让医生检查、治疗。

猩红热的家庭护理

猩红热会有发热、咽喉肿痛等多个症状。家长做好家庭护理，应对这些症状，可以让孩子在生病的时候更好受一些。

发热：适当增减衣物，多喝水

> **❗ 注意**
>
> 不要用退热贴、捂汗等方法给孩子退热，这些方法不但起不到退热效果，还可能增加孩子的不适。

首先，是应对发热的症状。皮疹消退前，孩子都会有发热，这是身体对抗细菌的正常反应。这个时候除了用药，还要根据孩子的冷热感觉，给孩子适当增减衣物，让孩子不觉得过冷或过热。同时要注意给孩子补充水分，能够帮助降温。

咽喉肿痛：多吃软的食物，多休息，少说话

猩红热的另一个症状就是咽喉肿痛。咽喉肿痛会随着退热慢慢好转，但如果孩子因为咽喉痛不愿意吃东西，可以给他吃一些软的、流质或半流质的食物，比如粥、牛奶、面条等。另外，要让孩子多休息、少说话。

皮疹：减少皮肤摩擦，脱皮后注意保湿

起皮疹期间，可以照常给孩子洗澡，也不用特意包裹住孩子的皮肤。不过要注意穿棉质的、柔软的衣物，也要避免让孩子在地上爬，减少外界对皮肤的摩擦。

另外，在皮疹 3 ~ 5 天后的脱皮阶段，每天可以在孩子身上涂一些温和的保湿霜，像丝塔芙、妙思乐等，让皮肤保持湿润。

孩子得了猩红热，如何科学用药？

抗菌治疗首选青霉素

因为猩红热属于细菌感染导致的疾病，所以最有效的药物就是抗生素了。在发病两天内用抗生素效果最好，能很快杀灭细菌，降低咽喉周围脓肿、心肌炎、肾小球肾炎、风湿热等并发症的发生概率。所以一旦发现孩子有发热，伴随咽喉肿痛、起皮疹等症状，就要尽快去医院就诊，以免耽误最佳用药时机。治疗猩红热的抗生素，口服药物主要推荐阿莫西林和青霉素 V。青霉素 V 价格便宜，效果也好，但是目前国内市面上很少见。这两种药均为处方药，家长一定要先带着孩子去医院，等医生明确诊断之后再开药，不能擅自给孩子用药。

孩子患猩红热阿莫西林用药方法

药品特点	用药方法
阿莫西林的肠道吸收率高，味道稍好，服用方便，通常是医生推荐的口服药的首选	阿莫西林通常建议每天 3 次给药，具体剂量要根据疾病的严重程度遵医嘱使用，通常建议的疗程是 10 天； 需要注意的是，在治疗过程中要用够疗程，不能擅自减少使用天数和用量，否则可能导致细菌扩散，进而引发严重的并发症

配合使用退热药

在服用抗生素的同时，如果孩子还在发热，就算腋下温度未到 38.5 ℃，只要孩子精神状态不好，就需要配合使用退热药。常用退热药为对乙酰氨基酚和布洛芬，具体用法参照"发热"一节。

如果用了退热药后，孩子开始退热，并且精神状态变好了，就可以不再用退热药，继续用抗生素以及做好日常护理就可以了。

出现哪些情况要及时就医？

- 当孩子出现发热、咽喉痛、杨梅舌、起红疹这些典型表现的时候，需要及时带孩子去医院，排查猩红热的可能。
- 确诊为猩红热之后，按照医生建议的方式护理和用药之后症状不见好转，甚至有加重的趋势，需要再次去医院重新评估病情。

要和医生说清楚这些情况：

- 孩子典型症状发生的具体时间、严重程度。最好可以留取清晰的照片供医生分析病情。
- 近期孩子是否接触过有类似症状的小朋友，因为猩红热具有传染性。

如何预防猩红热？

猩红热是一种传染性疾病，主要是通过呼吸道飞沫传播。孩子直接与患儿肢体接触，或者是与患儿接触同一件玩具、日用品、食物等，都有可能被传染。

如果是在家里，建议使用加湿器，让室内湿度保持在 55% 左右。房间每天至少彻底通风两次，以减少空气里的细菌数量。全家人每天都要勤洗手，洗手之后才能接触孩子。如果家里有人生病了，不要对着孩子咳嗽、打喷嚏。如果是在外面，在疾病流行的冬天、春天和夏天，尽量不要带孩子去人群拥挤的地方，也不要接触生病的人。

看到这里，很多妈妈可能想问："如果孩子得过猩红热了，以后还会被传染吗？"可能会的。因为导致猩红热的细菌有很多类型，就算得过该病了，身体里产生的抗体也只能防护一个类型，对于剩下的二十多种还是没有防护作用，未来还是有患该病的可能，所以不管是大人还是孩子都需要做好预防工作。

现在还没有针对猩红热的疫苗可以使用，所以，做好日常的防护是最主要的预防手段。

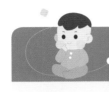

● 猩红热是 3 ~ 9 岁儿童在冬春季容易得的传染性疾病，不及时治疗的话可能会带来并发症，要引起重视。

● 猩红热的典型表现有发热、咽喉痛、杨梅舌、皮肤红疹。

● 猩红热引起发热时，要注意给孩子适当增减衣物，让孩子感觉舒适。

● 猩红热会带来咽喉肿痛，可以给孩子做一些软的、容易吞咽的食物。同时要注意适当补水，多休息，让孩子少说话。

● 猩红热发病期间，皮疹不用特殊处理，孩子可以正常洗澡，但要注意穿棉质的、柔软的衣物，减少皮肤摩擦，脱皮期间注意皮肤的保湿。

● 青霉素类抗生素是应对猩红热的有效药物，口服药通常首选阿莫西林。要遵医嘱根据体重服用，一般建议用满 10 天。

● 如果用抗生素的同时孩子还在发热，要配合使用退热药，推荐使用对乙酰氨基酚和布洛芬，也是遵医嘱根据体重换算服用，直到孩子体温下降、精神状态变好。

● 猩红热通过呼吸道飞沫传播或直接、间接接触传播，避开密集人群、做好日常清洁和室内通风是很有效的预防方法。孩子得过猩红热后，也还有可能被传染，而且现在没有疫苗可以预防猩红热，所以做好日常防护很有必要。

疱疹性咽峡炎

疱疹性咽峡炎是一种常见的儿童传染病，主要由柯萨奇病毒感染导致，常在夏季流行，1 ~ 7 岁孩子多见。有时候，家长会把它和口腔溃疡、手足口病等混淆。

疱疹性咽峡炎的典型表现

孩子得了疱疹性咽峡炎后，最主要的症状是发热、咽部疱疹和咽痛。

发热

发热常常是疱疹性咽峡炎第一个症状。孩子的体温会波动在 38 ~ 40℃。大部分孩子的体温可能会超过 39℃。这样的发热持续 3 ~ 5 天后，体温才会逐渐恢复正常。

咽部疱疹

在疱疹性咽峡炎发病的第 2 ~ 3 天，孩子的咽峡部开始出现疱疹。检查孩子的咽喉部，会发现咽部呈鲜红色，上面长有黄色或灰白色小疱疹，小疱疹周围可以看到一圈红晕，不痛不痒。大概 1 ~ 3 天后，疱疹破溃，形成黄灰色的溃疡。

咽痛

咽部疱疹变成溃疡后，孩子就会有疼痛的感觉了，吞咽食物的时候，疼痛还会加重。溃疡完全好起来，大概是在病程的第 7 ~ 10 天。

注意和手足口病、口腔溃疡的鉴别

疱疹性咽峡炎的疱疹主要集中在口腔的咽部和软腭，见右图中灰色的区域，而口腔黏膜、手足、臀部等处一般不会出现疱疹。

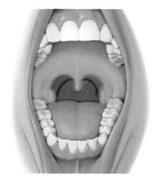

疱疹性咽峡炎好发于
咽部和软腭

疱疹性咽峡炎的家庭护理

疱疹性咽峡炎是病毒感染性疾病，属于自限性疾病，一般会在 7 ~ 10 天自行好转。所以，如果孩子能喝得进去水，精神状态也不错，家长着重做好家庭护理工作就行，不用急着去医院，更不用过于担心。

疱疹性咽峡炎的家庭护理方法，主要是缓解咽痛、退热。

缓解咽部疼痛的好方法

有些得了疱疹性咽峡炎的孩子，疼痛严重，连口水都不敢吞，一吃东西就哭闹。这时候，家长可以做好以下几件事。

◎ 避免孩子吃刺激性食物

在孩子发热的前两天，口腔黏膜已经出现了疱疹，但因为没有破溃，所以疼痛尚不明显，这个时候就要避免吃太硬、太烫、太咸、太酸的刺激性食物了。

在发病的第 2 ~ 3 天，部分疱疹开始破溃发痛，这时候，更要尽量少吃不易吞咽的食物。更适合的选择是肉泥、水果泥、小米糕等软糯的食物，或者奶、汤、粥等流质或半流质的食物。

如果孩子吃不下，可以每次给孩子少吃一点，多吃几次。如果孩子能接受，一天 4 ~ 6 顿都可以。每次进食后记得给孩子用清水漱口，冲掉溃疡表面的食物残渣，减少刺激。

◎ 用稍凉的食物缓解不适

如果孩子咽部比较痛，可以喝点凉凉的饮品，具有一定的舒缓作用。如果孩子已经 1 岁以上，就可以给孩子喝点凉牛奶和水，温度大概在 2 ~ 5℃，每次孩子愿意喝多少就给他喝多少，不必强求。如果孩子已经 2 岁以上，还可以给孩子吃点冰激凌，也能缓解咽部的不适感。

◎ 少量多次地给孩子喝水

❗注意

如果孩子不愿意喝水，可以尝试用小滴管，每次往口腔里打一点水。即使孩子吐出来了也没关系，因为这样做也能起到漱口的作用。

给孩子少量多次地喝水，能起到两个作用：一是补充水分，避免脱水；二是冲刷溃疡表面，避免进一步感染或刺激。

用常温或者偏凉一点的水，每次让孩子少含一点，孩子会更容易接受。至于每天喝水多少次，主要是看孩子接受的程度。如果孩子容易接受这样喝水，白天每隔 20 ~ 30 分钟就可以让孩子喝一次水。

常规护理注意这几点

除了上面提到的应对咽痛的护理方法，还有几条建议，家长可以参考，作为护理疱疹性咽峡炎患儿的常规方法。

◎ 对患病孩子进行隔离

从发病到口腔溃疡完全修复后的一周，病毒都有较强的传染性。建议孩子口腔溃疡完全修复后，再休息一周，即一共隔离两周左右，再让孩子上幼儿园或上学。另外，对于二胎家庭的孩子，最好让两个孩子分别待在不同的房间，分开照料。不要让患病的孩子和另一个孩子相互亲吻、拥抱等。家长在接触两个孩子前后，要注意洗手。

另外，患病孩子要有个人使用的水杯和餐具，并且单独清洗晾干，不要和其他家人混用。

◎ 保持环境舒适

一般来说，18 ~ 25℃的室内温度、55% 左右的室内湿度，会比较合适。另外，建议多给房间通风。最好把门和窗户同时打开，让室内空气流通起来，也能避免病菌聚集。

孩子发热期间，要适当增减衣物。摸一下孩子的后背，发现温温的，没有出汗，说明穿得比较合适。

◎ 不要反复就医

在疱疹性咽峡炎高发的季节（通常是夏季），尽量少带孩子去医院，否则可能出现交叉感染。长时间就医，多次奔波，也不利于孩子病情的恢复。

◎ 避免去人多的地方，注意洗手和清洗口鼻

平时要避免去人多、环境封闭的地方，特别是传染性疾病高发的季节，避免出现交叉感染。

记得给孩子勤洗手，在任何时候，当用手接触过不卫生的东西，比如便后、抠鼻子、打喷嚏、玩玩具之后都要洗手。家长在给孩子换尿不湿后、盛饭前，也要用肥皂洗手。在洗手时，应该采用"七步洗手法"。

另外，外出回家之后，最好用清水给孩子漱口，用生理盐水洗鼻剂给孩子冲洗鼻腔。

◎ 注意家居环境的消毒

孩子的餐具、奶瓶可以煮沸消毒；衣物、被褥可以高温清洗，或者用 70℃以上的热水浸泡 30 分钟后清洗；棉被可以暴晒半小时到 1 小时。

家里的地面、孩子的玩具、马桶等，可以用稀释后的 84 消毒液（质量浓度为 5%，1 份 84 消毒液加 19 份清水）擦洗。注意，84 消毒液擦拭后 15 分钟，再用清水擦洗干净。避免消毒液的味道刺激孩子呼吸道。

孩子得了疱疹性咽峡炎，如何科学用药？

孩子得了疱疹性咽峡炎后，最主要的表现就是发热、口腔疱疹和咽痛。用药主要是针对发热和咽痛。

选择安全有效的退热药

和其他疾病发热一样，孩子得了疱疹性咽峡炎后的发热是身体的一种自我保护，是在抵抗病菌，家长不必过于担心。退热的目的只是为了缓解孩子的不适感。

如果孩子的腋下温度超过 38.5℃，或是虽然体温没有这么高，但情绪不高、精神状态不好，或有烦躁、肌肉酸痛、头痛、头晕等表现，就可以考虑让孩子吃退热药了。退热药具体用法详见"发热"一节。

退热药除了能退热，还有缓解咽痛的作用。通常，孩子口腔疼痛只会持续 3 ~ 5 天，等溃疡好转，疼痛也会减弱，家长不必太焦虑。

不要随便服用抗生素

抗生素通常只在细菌感染的情况下才需要使用。如果孩子只是单纯的疱疹性咽峡炎，是不需要使用任何抗生素的。

如果医生判断孩子合并了细菌感染，可以在医生的指导下使用抗生素。但这样的用药方案需要医生来制订，不建议家长自行制订。

这几种药不能用

疱疹性咽峡炎的自然病程在一周左右，因为孩子有发热、咽痛等表现，这一周会让家长觉得很煎熬，总希望能用什么药物让孩子快好起来。但越是着急越容易做错事。下面提到的几种药物，不建议给得了疱疹性咽峡炎的孩子使用。

◎ 板蓝根颗粒

服用板蓝根颗粒不能治疗疱疹性咽峡炎。如果孩子服用完觉得舒服，主要是因为水和板蓝根微甜的味道所致。另外，服用板蓝根颗粒还可能引起脏器功能损害等不良反应，特别是 1 岁以下的孩子，脏器功能并未完善，要慎用。

◎ 利巴韦林

利巴韦林只对"呼吸道合胞病毒"具有选择性的抑制作用。另外，利巴韦林本身还能引起较大的不良反应，具有致畸毒性、致癌毒性，还有可能引起溶血性贫血。疱疹性咽峡炎多数能自愈，不需要使用任何抗病毒的药物。

◎ 奥司他韦

奥司他韦仅针对的是流感病毒，对于其他病毒并没有作用。所以对肠道病毒感染所致的疱疹性咽峡炎，不推荐使用奥司他韦治疗。

◎ 退热针

常说的退热针有两种，一种是赖氨比林，一种是地塞米松。

赖氨比林进入体内会分解成赖氨酸和阿司匹林，可以导致肝功能损害、抗血小板聚集引起出血、诱发哮喘等不良反应，不推荐使用。而地塞米松是糖皮质激素，通常用于治疗严重支气管哮喘、严重皮炎等过敏性疾病，如果仅仅是针对退热，也不推荐使用。

> **❗ 注意**
>
> 　　家长要记住，目前世界卫生组织推荐给儿童的退热药物，只有两种，那就是布洛芬和对乙酰氨基酚。其他退热药物都是不推荐的。

出现哪些情况要及时就医？

前面有提到，疱疹性咽峡炎通常会在发病 7 ~ 10 天自行好转。所以，如果孩子精神状态良好，能喝得进去水，没有其他严重症状，可以不急着就医，在家护理观察就好。但是如果孩子出现了下面这些情况，就要带孩子去医院了。

- 如果孩子发热超过 3 天，或者未超过 3 天但是精神状态很差，需要及时就医。
- 咽痛导致吃喝不进任何东西：疱疹性咽峡炎常会引起咽痛，有的孩子咽痛明显，甚至一吃东西或喝水就要哭闹。这样的孩子可能会有脱水的风险，应及时就医。
- 精神状态很差：表现为不爱玩、疲倦瞌睡、黏人、烦躁不安，甚至连哭闹都没有力气。
- 出现比较严重的其他症状。疱疹性咽峡炎出现重症的比较少见。但如果孩子出现呕吐、抽搐、无力、心跳及呼吸明显增快，或是手脚发凉、面色苍白等情况，要立刻带孩子去医院。尤其是不到 2 岁的孩子出现上述表现，更需要重视。

要和医生说清楚这些情况：

- 发现孩子不适的时间。
- 孩子的症状，以及这些症状的严重程度和持续时间。
- 孩子生病之前是否接触过有类似症状的患者。

到了医院之后，医生会给孩子做基本的体格检查，比如观察孩子咽部的情况，或用听诊器听孩子的心跳、呼吸等，做初步的判断，然后再进一步决定要做哪些检查。

忙碌爸妈速查速记

- 疱疹性咽峡炎是因为感染了病毒而发病，是一种常见的儿童传染病，常在夏季流行，1 ~ 7 岁孩子多见。

- 孩子感染后最主要的表现是发热、咽部疱疹和咽痛。但这种疾病有自限性，7 ~ 10 天会自行好转。

- 患儿避免吃刺激性的食物、选择软糯稍凉的食物、少量多次喝水，有助于避免刺激咽喉，缓解咽痛。注意隔离患儿、及时消毒物品、保证孩子的起居环境舒适，也是疱疹性咽峡炎的家庭护理中的重要环节。

- 关于用药，退热可以使用美林或泰诺林，小于 3 月龄的孩子发热时要及时就医。美林和泰诺林，除了退热，也有缓解咽痛的作用。在没有细菌感染的情况下，不要乱用抗生素。

- 板蓝根颗粒、利巴韦林、奥司他韦，以及赖安比林和地塞米松这样的退热针，都是不建议给疱疹性咽峡炎患儿使用的。

- 当孩子发热超过 3 天还不退热，或者发热未到 3 天但状态不好，咽部疼痛导致无法进食，甚至出现比较严重的症状时，要及时送孩子去医院明确病因，妥善处理。

第八章

接种疫苗——对抗传染病最有效的措施

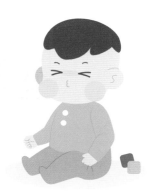

　　孩子出生后，陆陆续续会打很多种疫苗。有的是打一针预防几种病，有的是预防一种病要打好几针；有的是免费，有的是自费；有的是国产疫苗，有的是进口疫苗。各种疫苗的注射时间也都各有讲究。

　　孩子注射疫苗，家长会有不少困惑：到底要不要打疫苗？到底应该怎么打疫苗？在这一章，我们就来详细说说疫苗这件事。

接种疫苗，是对抗传染病最有效的措施

　　孩子一出生，就开始接触各种细菌和病毒。小月龄的孩子体内含有"母传抗体"，帮助自身抵御外界病原体的侵犯。但是，这些抗体的浓度会随着时间而逐渐降低，在孩子 6 月龄的时候就几乎全部消失了。

　　想让孩子抵御各种疾病的侵害，就必须获得持久的、高水平的、有针对性的免疫力，而接种疫苗是最有效的方式。

　　疫苗能让人体产生对病原体或毒素的免疫力，当孩子接触到相应的病原体时，身体就知道该如何对付它，避免它在体内"兴风作浪"。家长也就不用担心孩子生病了。

一类和二类疫苗同样重要

　　在我国，疫苗被分为两大类。政府免费向居民提供的是免疫规划疫苗，过去称第一类疫苗，以下简称免费疫苗。免费疫苗由国家免费提供，如果孩

子没有不适合接种的健康问题，需要按要求全部接种。免疫规划疫苗以外的疫苗，过去称第二类疫苗，以下简称自费疫苗，是家长自愿选择的，自己交钱购买并接种的疫苗。

但有些疫苗，在分类上属于免费疫苗，但家长也可以选择对应的自费的产品。以乙肝疫苗为例，目前我国不同规格的乙肝疫苗数量超过了 20 种，但只有被当地政府采购的那一种产品才是免费疫苗。如果家长想给孩子打其他规格的乙肝疫苗，还是需要自费。

自费疫苗和免费疫苗的有效性和安全性是没有本质区别的。之所以分为两类，是因为国家考虑到财政能力，不可能实现所有种类、所有品牌的疫苗都免费，只能选择部分疫苗作为免费疫苗。但是，这并不代表自费疫苗就不重要。相反，在不同的季节、地区和人群中，很多自费疫苗也很有必要接种。

随着国家经济实力的增强，未来自费疫苗也有望逐步变成免费疫苗。

如何科学接种免费疫苗？

国家大多数地区规定的免费疫苗一共有 9 种。我们一一来看。

乙肝疫苗

绝大多数孩子出生后接种的第一针疫苗，是乙肝疫苗。乙肝疫苗一共要打 3 针。一般在出生后的 24 小时之内，接种第 1 针；在满月后接种第 2 针；在 6 月龄时接种第 3 针。

有一个特殊情况是，如果妈妈是乙肝患者或者乙肝病毒携带者，孩子又是早产儿或低出生体重儿，就需要在出生时即注射乙肝免疫球蛋白。乙肝疫苗则分别在孩子出生时、1 月龄、2 月龄和 7 月龄时各接种一剂，一共接种 4 剂。全程接种乙肝疫苗的保护效果一般可持续至少 12 年。

家长如果实在不放心的话，可以在孩子全程接种乙肝疫苗 1 ~ 2 个月后检测一下乙肝五项。如果发现抗体量不足（小于 10 mIU/ml），可以加强接种一次。

卡介苗

卡介苗是一种主要预防儿童结核性脑膜炎和粟粒性结核的疫苗。绝大多数新生儿出生后，在医院就要接种卡介苗。只要明确接种过卡介苗，就不需要再重复接种了。但是，如果孩子出生时有严重疾病或体重未达到 2500g，在医院里没有及时接种，也没有关系，可以在出院后补种。

不满 3 月龄的孩子，可以直接补种卡介苗。超过 3 月龄不满 4 周岁的孩子，在接种前需要先做皮试，皮试结果阴性就可以补种；如果皮试结果显示阳性，表明已经发生了结核菌感染，接种已经没有意义了，但感染不一定发病。其实很多人都是结核菌的隐性携带者，所以也不用太过担心。已经超过 4 周岁但从未接种过卡介苗的孩子，就不需要再补种了。

还有一点需要注意，就是接种卡介苗后，孩子上臂的卡疤（即卡介苗接种后形成的瘢痕），并不是接种成功与否的标志，家长不需要太过纠结。

接种初期，如果接种部位出现红肿、硬结甚至小脓包，也不要太担心。注意不要弄破脓包，如果不小心弄破了，拿干棉签把脓液擦掉即可。破溃处一般在接种后 8 ～ 12 周变干、结痂、痊愈。

脊髓灰质炎疫苗

脊髓灰质炎疫苗，简称脊灰疫苗，它是用来预防脊髓灰质炎也就是大家常说的"小儿麻痹症"的疫苗。

脊灰疫苗按生产工艺可分为灭活疫苗和减毒活疫苗。无论使用什么品牌和工艺的疫苗，脊灰疫苗都需要接种满四剂。它的接种程序是：孩子在 2 月龄时注射接种一剂脊灰灭活疫苗，3 月龄、4 月龄和 4 周岁时再各接种一剂。也有少数省市免费接种两剂脊灰灭活疫苗。

目前，家长可以选择接种自费的含脊灰灭活成分的疫苗来替代免费的脊灰减毒活疫苗。如果第 4 剂选择接种自费的脊灰灭活疫苗，则应该在孩子 18 月龄时接种，那么 4 周岁时就不需再口服脊灰减毒活疫苗了。

百白破疫苗

百白破疫苗，是用来预防百日咳、白喉、破伤风这三种疾病的疫苗。百白破疫苗的接种需要在孩子 3 月龄、4 月龄、5 月龄以及 18 月龄时分别接种一剂，共四剂。

如果因为各种原因没有及时接种百白破疫苗，在补接种时，要注意前三剂里，每两剂之间至少需要间隔 1 个月，第四剂和第三剂之间至少需要间隔 6 个月。

白破疫苗

白破疫苗是白喉和破伤风的联合疫苗，虽然听起来和百白破疫苗很像，但它们却是两种疫苗。白破疫苗需要在孩子 6 岁时接种一剂，从而使孩子获得对白喉和破伤风的免疫力，但不能提供对百日咳的免疫力。

其实，最好的接种方式，是使用 6 岁以上人群专用的百白破疫苗来替代白破疫苗。但我国内地目前还没有这种百白破疫苗，如果要接种，只能去香港或者境外。

麻腮风疫苗

麻腮风疫苗，可以用来预防麻疹、腮腺炎和风疹。8 月龄时，孩子要接种麻风疫苗，但麻风疫苗不能提供对腮腺炎的预防，所以还要在 18 月龄时接种一剂麻腮风疫苗，以提供对腮腺炎的免疫力。

我国有计划把孩子 8 月龄时接种的麻风疫苗改成麻腮风疫苗，这样孩子就会接种两剂麻腮风疫苗，保护效果会更好。

在我国还没有更改成 8 月龄时接种麻腮风疫苗前，孩子对腮腺炎的免疫力是不足的，需要在 18 月龄时接种一剂腮腺炎疫苗。另外，建议在孩子 4 ~ 6 岁时，再接种一剂单独的腮腺炎疫苗或者麻腮风疫苗。

已经有部分省市如北京、上海、天津、山东，会给 4 ~ 6 岁的孩子免费接种第 2 剂麻腮风疫苗。

流行性乙型脑炎（简称乙脑）疫苗

目前国内市场上有免费接种的乙脑减毒活疫苗（以下简称乙脑活疫苗）和自费接种的乙脑灭活疫苗两种。

乙脑活疫苗的接种程序是在孩子 8 月龄和 2 周岁时分别接种一剂，不同地区可能会有一些细微的差别。比如，北京市把第 1 剂安排在 12 月龄时。

接种时到底应该选择自费的还是免费的乙脑疫苗呢？从保护效果、安全性等角度考虑，健康儿童应该选择免费的乙脑活疫苗。如果是有免疫缺陷疾病，如 B 细胞或 T 细胞缺陷、慢性肉芽肿等，或者免疫功能低下的特殊儿童，可以选择自费的乙脑灭活疫苗。

流行性脑脊髓膜炎（简称流脑）疫苗

孩子在 6 月龄和 9 月龄时分别免费接种一剂流脑 A 群多糖疫苗，在 3 周岁和 6 周岁时分别免费接种一剂流脑 AC 群多糖疫苗，一共接种四剂。

甲肝疫苗

甲肝疫苗分为活疫苗和灭活疫苗两种。大部分地区免费接种的是甲肝活疫苗，也有部分地区免费接种的是甲肝灭活疫苗。从保护效果和不良反应来说，两者没有本质上的差异。

甲肝活疫苗只需在孩子 18 月龄时接种一剂，甲肝灭活疫苗需在孩子 18 月龄和 2 岁时分别接种一剂。

如何科学接种自费疫苗？

肺炎 13 价结合疫苗

肺炎球菌是导致婴幼儿肺炎、菌血症、脑膜炎等严重疾病的主要因素。而肺炎球菌疫苗也是世界卫生组织唯一"极高度优先"推荐接种的一种儿童疫苗。

肺炎 13 价结合疫苗，顾名思义就是覆盖了 13 种肺炎球菌的疫苗。目前，肺炎 13 价结合疫苗只有一种进口疫苗可以选择。它的接种程序是：在满 1.5 月龄后到满 7 月龄前这段时间，完成基础三剂接种，其中每两剂间隔 1 ~ 2 个月；然后在 12 ~ 15 月龄间加强接种一剂。一共接种四剂。

肺炎 23 价多糖疫苗

肺炎 13 价结合疫苗主要是针对的是 2 岁以下儿童。2 岁以上的儿童，如果有慢性基础性疾病、体质比较弱、免疫功能比较差，可以选择接种肺炎 23 价多糖疫苗。注意，健康儿童一般不优先推荐接种这种疫苗。

五联疫苗

五联疫苗似乎是一款明星产品。接种一剂五联疫苗，就相当于同时打了灭活脊髓灰质炎、百白破、b 型流感嗜血杆菌这三种疫苗。在经济条件允许的情况下，选择减少总剂数的疫苗当然更好，孩子少受苦。

五联疫苗的接种程序为，孩子 2 月龄、3 月龄、4 月龄和 18 月龄，共接种四剂。但如果遇到疫苗短缺的情况，可以使用"四联疫苗 + 脊灰疫苗"或者单独成分的疫苗来代替。

四联疫苗

四联疫苗，比五联疫苗少了灭活脊髓灰质炎的成分，它能预防百白破和 b 型流感嗜血杆菌。

我国的四联疫苗供应稳定，也是减少接种总剂数的好选择。它的接种程序为孩子 3 月龄、4 月龄、5 月龄和 18 月龄分别接种一剂，共四剂。

流脑 AC 结合 –Hib 联合疫苗

流脑 AC 结合 – Hib 联合疫苗（俗称二联疫苗），可以预防流行性脑脊髓膜炎和流感嗜血杆菌感染。

如果孩子在 2 ~ 5 月龄时开始接种该疫苗，需接种三剂，同时建议孩子在 18 月龄时，加强接种一剂单独的流感嗜血杆菌疫苗。如果孩子在 6 ~ 11 月龄开始接种，需要接种两剂，同时建议孩子在 18 月龄时，加强接种一剂单独的流感嗜血杆菌疫苗。如果超过 12 月龄才开始接种，只需要接种一剂，同时还需要补接种一剂流脑疫苗。

流感疫苗

接种流感疫苗，是预防流感最有效的方式。满 6 月龄的孩子均可接种，推荐在每年十月份左右接种。6 月龄到 8 周岁的孩子，如果以前未接种过流感疫苗，第一次接种时，须一年接种两次，之后每年接种一次即可。8 周岁以上的孩子，不管之前是否接种过该疫苗，每年只接种一次即可。另外，国内这几年有了鼻喷流感疫苗，批准接种人群为 3~17 岁的孩子。该疫苗为减毒活疫苗，所以接种前 48 小时不可以使用抗流感的药物，也不推荐有严重免疫功能低下的孩子接种该疫苗。

流感嗜血杆菌疫苗

家长可能听说过流感嗜血杆菌疫苗。它和流感疫苗并不一样，它预防的是流感嗜血杆菌感染。

如果因为各种原因没有接种到前面所说的五联疫苗、四联疫苗和二联疫苗，那么十分推荐接种流感嗜血杆菌疫苗。它的接种程序比较复杂，根据起始接种年龄的不同，接种程序也有所不同。

孩子在 2 ~ 5 月龄开始接种，则基础免疫为三剂，每两剂之间间隔 1 ~ 2 个月，18 月龄加强一剂；6 ~ 11 月龄开始接种，则基础免疫接种两剂，中间间隔 1 ~ 2 个月，18 月龄再加强一剂；12 月龄起开始接种，则只需接种一剂，也不需要加强接种。

手足口病疫苗

手足口病的病原体有很多种，最常见的是 EV71 病毒和 CA16 病毒。目前的手足口病疫苗只针对 EV71 病毒，也被称为 EV71 病毒疫苗。接种该疫苗对于预防手足口病特别是预防重症手足口病很有意义。

EV71 病毒疫苗的接种程序为两剂，其间隔至少 1 个月。由于 1 ~ 2 岁孩子是手足口病的高发人群，所以建议 6 月龄以上的孩子越早接种越好，同时鼓励在 12 月龄前完成接种程序。

水痘疫苗

面对传染性很强的水痘，要不要打疫苗呢？如果你的家里有上幼儿园或小学的孩子，建议及时给孩子接种水痘疫苗。

目前，我国多数地区只允许孩子在 1 周岁以后接种一剂水痘疫苗。部分地区允许在孩子 4 周岁以后再加强接种一剂。强烈建议水痘疫苗接种两剂次。

腮腺炎疫苗

流行性腮腺炎也是幼儿园和小学阶段孩子常见的呼吸道传染病，可以在孩子 8 月龄以后接种腮腺炎疫苗。

在我国，有的地区允许接种两剂麻腮风疫苗，那么就可以不用单独再接种腮腺炎疫苗了。但是，如果当地只允许接种一剂麻腮风疫苗，则建议在孩子 4 ~ 6 岁时再单独接种一剂腮腺炎疫苗，预防腮腺炎。

轮状病毒疫苗

轮状病毒腹泻高发于秋冬季，在高发季来临前，家长可以让孩子注射轮状病毒疫苗，来预防这种腹泻。

2019 年初，五价轮状病毒疫苗在国内上市，口服，一共三剂，孩子出生后第 6 ~ 12 周可以接种第 1 剂，间隔 4 ~ 10 周接种第 2 剂，第 3 剂接种最好不晚于 32 周。

疫苗接种，家长最常见的 5 个问题

Q1 疫苗能提前接种吗？

答：不能。

疫苗不能提前接种，但可以适当延后接种。从免疫效果和统一管理两方面来考虑，疫苗都不应该提前接种。

推迟接种会影响疫苗起效的及时性，但对于疫苗的保护效果，通常影响不大。所以，如果不小心错过了接种时间，疫苗可以适当延后接种。但是，不少疾病是婴幼儿高发，而儿童或成人发病率会低很多，如果一味延迟疫苗接种，实际意义也会大打折扣了。

Q2 接种后出现不良反应，怎么办？

答：轻微的不良反应一般不需要特殊处理。

理论上说，孩子在接种任何疫苗后，都有可能在数小时或数日内出现皮疹、发热，或注射部位疼痛、红肿、硬结、瘙痒等不良反应。但 90% 以上的反应都是暂时性的、轻微的、一过性的，会在 24 ~ 72 小时内自行消退，不需要特别处理。

如果这些症状持续 3 天以上，或出现更严重的其他反应，则建议家长及时带孩子去医院明确原因。

Q3 什么情况下孩子不适合打疫苗？

答：大多数疫苗说明书里的禁忌证（就是不能接种疫苗的情形），主要包括以下5种情况。

- 发热、患严重疾病或处于慢性病的急性发作期。
- 对疫苗所含的主要成分过敏。
- 既往接种该疫苗后出现过严重不良反应。
- 有免疫缺陷、免疫功能低下或正在接受免疫抑制剂治疗者。
- 有未控制的癫痫或是其他进行性神经系统疾病患者。

如果孩子有上述情况中的至少一种，则不可以接种相应疫苗，或推迟接种。如果孩子没有发热，或者不处于疾病的严重发作期，但有轻微的咳嗽、流涕，接种部位没有严重的湿疹，也是可以接种疫苗的。

最后还要提醒一下，孩子对某种食物过敏、有黄疸，不是疫苗接种的禁忌证，可以正常接种疫苗。

Q4 孩子正在吃药，能接种疫苗吗？

答：绝大多数常见药不会影响疫苗的保护效果。只有孩子患有严重疾病，需要使用免疫抑制剂、丙种球蛋白、糖皮质激素等影响人体免疫系统的治疗性药品时，才需要遵医嘱推迟接种疫苗。

Q5 多种疫苗能同时接种吗？

答：可以。

我国《预防接种工作规范》中允许多种疫苗同时接种。在我国部分发达城市，免费和自费疫苗可以同时接种三剂，也就是"两剂注射接种 + 一剂口服接种"。在我国香港地区和一些其他国家也早已实现了同时接种四剂疫苗的情况。

不过，依然有不少地区的疫苗接种机构，没有实行多种疫苗同时接种，这需要遵循当地的规定。

在这里有一种例外情况：如果两种注射剂型的活病毒疫苗没有同时接种，则需要间隔至少 28 天再接种。除了这种情况以外的其他情况，都是可以任意间隔接种的。注射剂型的活病毒疫苗有麻风疫苗、麻腮风疫苗、乙脑活疫苗、甲肝活疫苗、水痘疫苗。

最后还要提醒家长的是：一定要保管好孩子的《预防接种证》。因为孩子上幼儿园、小学，均需要出示和查验《预防接种证》。甚至孩子出国旅游和读书时，大多数国家和国外学校也要求提供接种证明。如果孩子不在同一地方接种疫苗，那么每次接种时都要带好《预防接种证》，避免漏种或重复接种。如果不慎把《预防接种证》弄丢了，应该及时去接种单位补办。

忙碌爸妈速查速记

● 孩子从出生后，就要陆陆续续接种各种疫苗了。科学接种疫苗，是人类对抗传染病的最有效措施。而一种疫苗到底应不应该打，要根据孩子的身体素质、经济条件和疾病感染风险来综合考虑。

● 在接种过免费疫苗的前提下，也不应该忽视必要的自费疫苗，这样才能给孩子提供更广泛的健康保护。

目　录

轻微外伤

身体急症

意外伤害

身体异物

动物伤害

如何拨打 120

轻微外伤

---··**烧　伤**··---

怎么办

　　一旦发生这种问题，家长要马上处理，遇到较严重的情况，需要送到医院进行正规治疗。

❶ 远离火源

- 尽快扑灭火焰、脱去着火的衣物。
- 如果衣服着火，应就地打滚或用灭火毯扑灭。

❷ 及时冲洗

　　冲洗可以有效地防止高温使创面加深，缓解疼痛。将伤处在流动的自来水下淋洗，冲洗至少 10 分钟，也可将患处浸泡在凉水中。

❸ 保护创面

　　如烧伤严重，应用医用纱布覆盖伤口，然后立即就医。

❹ 保持呼吸道通畅

　　火焰烧伤常伴随吸入烟雾、热力等，损伤呼吸道，应注意保持呼吸道通畅，有呼吸困难者应立即拨打 120 或就医。

❺ 及时就医

　　烧伤后患儿容易出现低体温症，应注意对患儿的保温。在冷疗后给患儿换上干燥的衣服并注意保暖。

❻ 处理化学烧伤

　　强酸、强碱等腐蚀性物质接触皮肤会导致化学烧伤，这时应立即使用大量的清水对创面进行冲洗，并尽快前往医院进行治疗。对于生石灰（氧化钙），应先刷去生石灰粉末，再用大量水冲洗。

不要做什么

- 强行撕去粘在皮肤上的衣物。如有必要，可用剪刀剪下粘在皮肤上的衣物。
- 用冰块直接放在伤口上降温。
- 自行挑破水疱。
- 使用红药水、紫药水、酒精等消毒伤口。
- 未经医生指导，在创面上使用药物。
- 使用各种偏方涂抹伤口，比如酱油、牙膏、盐、面粉、各种油类等。

如何预防

- 严禁孩子以任何形式玩火。
- 远离灶台、天然气、煤球炉这一类可能会导致孩子烧伤的危险物品。
- 一定要将强酸、强碱放于孩子接触不到的地方。

——— · 烫 伤 · ———

怎么办

❶ 及时冲洗

- 冲洗可以有效地防止高温使创面加深，缓解疼痛。
- 将伤处在流动的自来水下淋洗，冲洗至少 10 分钟，也可将患处浸泡在凉水中。

❷ 保护创面并及时就医

- 如烧伤严重，应用医用纱布覆盖伤口，然后立即就医。
- 烧伤后患儿容易出现低体温症，应注意对患儿的保温。在冷疗后给患儿换上干燥的衣服并注意保暖。

不要做什么

· 强行撕去粘在皮肤上的衣物。

· 用冰块直接在伤口上降温。

· 自行用针挑破水疱。

· 自行用红药水、酒精等消毒伤口。

· 未经医生指导，在创面上使用药物。

· 使用各种偏方涂抹伤口，比如酱油、牙膏、盐、面粉、各种油类等。

如何预防

· 洗澡水、饮用水、冲泡的奶粉等，家长应确定已将水温调试好再让孩子接触，并避免孩子单独待在有热水的场所。

· 不要接触使用中的灯具。

· 电动玩具需要检查电路、电池，不合格的产品在使用过程中可能局部过热，不要购买。

· 做好的热菜、盛热水的杯子不可放在桌子上、灶台边缘，以免孩子碰翻。

· 冬季取暖，不可将热水袋直接接触孩子的皮肤，要用毛巾包裹，温度不可过高，且需拧紧防止漏水。使用"暖宝宝"等取暖产品时，必须选购合格的产品，这类产品不能直接接触孩子的皮肤，否则会造成烫伤。使用电热毯、电热器等取暖设备时，同样须做好防护工作。

· 在做好环境预防的同时，也要加强对孩子的教育，教育其不可随意触碰危险的物品，这样才能更好地预防烫伤的发生。对年龄比较大的孩子，可以进行一些简单的消防安全教育。

—— · 割　伤 · ——

❶ **自己如何处理**

如果伤口很浅、出血不多，可自行处理。

（1）清洁伤口

用生理盐水或饮用水把伤口冲洗干净。可在矿泉水瓶上戳一个孔，挤压瓶子使水喷出。

（2）包扎

如果伤口较小，可以贴上创可贴；伤口较大可以用外科敷料贴、水胶体敷料等覆盖。

（3）及时换药

按时更换创可贴或敷料贴。如果敷料粘在伤口上，可以用生理盐水沾湿，等待片刻再揭下。通常每 12~48 小时更换一次敷料。假如敷料被伤口渗出的组织液浸润，要及时换新。

❷ **需要医生处理的情况**

· 割伤很深或是穿透伤。

· 伤口边缘不规整或裂开。

· 伤口不清洁、有异物等，无法把伤口清理干净。

· 伤口处露出脂肪（黄色的组织）、肌肉甚至是骨头。

· 动物咬伤、表面很脏的锋利器具等造成的割伤。

· 伤口几天内无愈合迹象，或者出现了如红肿、化脓或持续疼痛的症状。

· 孩子还没注射过破伤风疫苗或者距离上次注射已经十年以上。

对于此类伤口，可先进行伤口冲洗，并及时就医。

❸ **严重出血的伤口**

对于以下两类伤口，需要紧急止血。

- 伤口流血很严重，血液呈喷射状涌出。
- 加压止血 5 分钟后，仍然血流不止。

　　止血时，用干净的纱布敷料压迫在伤口位置至少 5 分钟，出血停止后用弹性绷带包扎伤口。如果出血仍未停止，应继续施加压力并拨打急救电话。如果出血停止且可以自行送医，应尽快到邻近医院的急诊室就医。

不要做什么

- 在伤口上敷盐、腌渍食品、粉末等。
- 使用酒精、碘酒、红药水、紫药水等涂抹伤口。

如何预防

- 锋利的器具如剪刀、菜刀等，放置在孩子不易接触的地方。
- 对年龄较大的孩子，教会他们正确使用剪刀等工具。
- 可以考虑购买刀头圆钝的安全剪刀等，让孩子使用。

—— · 皮肤擦伤 · ——

怎么办

❶ 止血

　　如果孩子皮肤擦伤后存在出血，用纱布敷料紧按伤口 5 分钟。

❷ 清洗伤口

　　止血后，用生理盐水或饮用水充分冲洗伤口，去除伤口的微生物和污染物。

❸ 上药

　　对于没有显著污染的小伤口，在冲洗后可以使用创可贴覆盖。对于面积较大的擦伤，最好进行湿性愈合，可以使用水胶体敷料等敷料覆盖伤口。对于有污染、面积很大的伤口，应由医务人员处理。

❹ 严重擦伤需就医

　　如果出现以下任何一种情况，则需到急诊科就诊：

· 出血呈喷射状或经按压 5 分钟后无法止血。

· 伤口处的污物无法去除、有异物插入伤口。

· 伤口长时间不愈合或者出现红肿、疼痛。

不要做什么

· 用红药水、紫药水、酒精消毒。

· 在伤口处涂抹盐、牙膏、面粉、酱油等。

如何预防

· 可以在运动前指导孩子做好热身运动，避免摔倒。

· 注意室内装饰，避免因地滑所致的摔倒等。

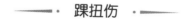

踝扭伤

怎么办

❶ 停止走动

　　孩子"崴脚"后，应让孩子停止当前运动或行走。扭伤后继续运动或行走可能会加重损伤。

❷ 冷敷扭伤的部位

　　冷敷能减轻因扭伤导致的炎症肿胀，同时也能减轻疼痛。扭伤后的48 小时内，应进行冷敷。用冰袋或装有冰矿泉水的瓶子冷敷扭伤的部位。如果是冰块，避免直接接触皮肤，而应隔一层毛巾；化学冰袋可直接接触皮肤。

冷敷次数的建议：每两小时一次，每次 10~20 分钟。

❸ 到医院就诊，排除骨折等可能

· 扭伤不严重时，采取休息、冷敷等即可。

· 严重的扭伤可能导致韧带撕裂和骨折，需要医生来处理。自行处理可能导致骨折愈合不良，影响脚踝的运动功能。

出现下列任何一种情况时，应及时带孩子去看医生：

· 扭伤部位完全不能动，一动就特别疼。

· 冷敷、休息 48 小时后疼痛无好转。

· 受伤部位肿胀显著。

· 受伤部位变成青紫色、麻木、没有知觉或是有刺痛感。

❹ 用弹性绷带包扎

确认无骨折等严重情况后，接受过急救培训的家长可以使用弹性绷带对扭伤部位进行包扎，从而减轻肿胀。包扎后要检查肢体的毛细血管再充盈时间，避免绷带过紧。

❺ 尽量抬高受伤部位

在孩子休息或睡觉时，可以在受伤肢体下垫个枕头，减轻充血状态，缓解肿胀。

不要做什么

❶ **在扭伤后马上热敷**

扭伤后马上热敷会加重局部充血和炎症反应，不利于损伤愈合。因此，在受伤 48 小时内应当冷敷。

❷ **觉得扭伤是小事，不用去医院**

严重的扭伤可能导致韧带撕裂、骨折、关节脱位等，这些情况都需要医生来处理，所以如果情况严重，千万别拖延。

- 给孩子选择一双合脚的鞋。
- 做好运动防护。运动前指导孩子做好热身运动、穿戴防护装备等。

· 头碰伤 ·

怎么办

❶ 先观察

孩子摔倒、碰到头后，不要着急，应进行评估。

- 观察精神和意识、反应是否正常，有没有出现嗜睡或者格外无精打采。
- 观察脸色是否正常。
- 观察双侧手脚活动是否自如。
- 因为疼痛或惊吓而短暂哭闹过后，恢复到常态，一般不超过 10 分钟。
- 少数情况下，孩子可能会呕吐 1 ~ 2 次。

❷ 冷敷

如果孩子没有大碍、没有流血等，对碰伤的部位适当冷敷就可以了，冷敷能减少局部的出血肿胀。冷敷方法参考扭伤。

❸ 出现以下情况时，立即就医

（1）持续头痛，不停地哭闹

如果孩子的头痛持续不缓解，甚至逐渐加重，这就可能代表出现了问题。

对于还不能表达的孩子，可能会因为极度不适而哭闹不止。

（2）频繁呕吐

呕吐次数多于两次次。呕吐可能是脑部损伤的症状。

（3）感觉或活动异常

出现走路不稳、某一侧肢体无力、身体感觉异常、失明或视力下降、耳朵听不清、说话不清等情况。

（4）神志和意识的改变

回答问题不准确、嗜睡、睡后不容易喊醒或者昏迷等。

不要做什么

用红花油、香油等揉擦瘀伤的部位，这样容易导致血肿扩大等二次损伤。对于瘀伤，适当冷敷即可。

如何预防

· 孩子在外面玩耍时，家长尽量做好监管和安全防护工作，并尽量避免孩子在可能发生坠落或跌倒的地方玩耍。

· 在家中也要警惕孩子摔下楼梯或坠床。

身体急症

· 中 毒 ·

中毒包括哪些类型

· 药物过量，例如摄入了大剂量的药物或不适宜儿童使用的药物。

· 毒物过量，包括腐蚀性化学制剂、家庭中常见的驱虫剂（驱蚊液、驱蚊水、杀虫剂等）。

· 食物中毒，通常不会立即发病，以胃肠炎症状为主。

怎么办

❶ 对于不同毒物有不同的急救方法

对于化学品、驱虫剂等产品，包装上通常会有急救建议。如果没有急救建议，请咨询当地的中毒控制中心，

中毒控制中心可提供急救咨询服务。

❷ 就医

如果孩子病情不稳定、无法获得中毒控制中心的建议或根据建议需要就医，应立即求诊于急诊室。对于已经出现意识不清、呼吸困难的患儿，应拨打 120。在就医时，应携带中毒的物质。

关于食品安全的误区

❶ 冷藏不代表食物不会变质

低温通常能使细菌繁殖速度减慢，但是仅仅是减慢，不能从根本上解决问题。比如，面包馒头之类的放在冰箱照样会发霉，鱼虾等水产品中的一些致病菌并不怕低温。

❷ 婴儿避免食用蜂蜜

　　不要让 1 岁以下的孩子食用蜂蜜。蜂蜜中含有肉毒梭状杆菌，大人及大孩子肠道发育相对成熟，能抑制这种细菌的繁殖，避免因为它产生肉毒素而中毒。而 1 岁以下的婴儿肠道菌群的构造很不稳定，在食用蜂蜜的同时，肉毒梭状杆菌会进入孩子的肠道，产生肉毒素，引起中毒。

❸ 发霉的食物，去掉发霉部分也不能吃

　　一些人在遇到食物发霉的时候，经常把发霉的部分去掉，剩下的继续吃。虽然去掉了发霉的部分，但霉菌的菌丝可能已经深入食物了。所以最简单的办法是不要自己去判断发霉的程度，直接扔掉。

预防食物中毒

❶ 保证食物来源的安全

　　切勿购买和食用腐败变质、过期、来源不明的食品，不要食用发芽的马铃薯、野生蘑菇、未经妥善烹饪的河豚鱼等可能含有有毒物质的食物。

❷ 食物制作过程

- 保持厨房环境和餐具的清洁卫生。
- 肉及家禽在冷冻之前按食用量分切，烹调前充分解冻。
- 彻底加热食物后再吃，特别是肉、奶、蛋及其制品，四季豆、豆浆等应烧熟煮透。

　　经冷藏保存的熟食和剩余食品及外购的熟肉制品食用前应彻底加热。食物中心温度须达到 70℃，并至少维持 2 分钟。

❸ 食物贮存

- 烹调后的食品应在 2 小时内食用，未吃完的可以放冰箱低温保存。
- 食物要贮存在密封容器内，生、熟食品分开存放，新鲜食物和剩余食物不要混放。

预防药物中毒

· 喂孩子吃药时不要骗孩子说是糖，年龄小的孩子可能会信以为真，偷吃药物。

· 请反复检查药盒上的标签，确保给孩子喂的是正确的药物和正确的剂量。

· 不要当着孩子的面吃药，尤其是年龄小的孩子，他可能会模仿成人。

· 把所有的毒物、药物放在孩子接触不到的高柜中或锁起来。

· 定期清理过期药品。

· 不要用原来盛食品的容器来装药物、毒物。

· 鼻子出血 ·

怎么办

❶ 安抚孩子

如果孩子害怕，先安抚他的情绪，告诉孩子："别害怕，有妈妈（爸爸）在。"

❷ 按压止血

让孩子头部稍微前倾，用拇指和食指捏住孩子鼻子硬骨和软骨的交界处（大约在鼻子两侧），按压 5~15 分钟。

❸ 及时就医

如果仍然无法止血，或者出血较多，及时带孩子去医院。

不要做什么

❶ 让孩子仰头

仰头可能会导致鼻血流到喉咙，引起咳嗽甚至窒息。

❷ 让孩子把鼻血吞下去

如果鼻血流进了胃里，会刺激消化道引起呕吐，而且不易估计出血量，可能会耽误病情。应该告诉孩子"如果感觉嗓子后面有东西，要吐出来"。

如何预防

❶ 制止孩子抠鼻子

抠鼻子可能会损伤鼻腔内的毛细血管，导致出血，家长应该及时制止孩子的这种行为。对于小孩，家长可以试着找出抠鼻子的诱因，比如感冒、过敏，然后针对诱因给予治疗；如果孩子是习惯性抠鼻子，可以给他一个玩具，转移注意力。

❷ 预防过敏

当鼻子发生过敏时，毛细血管更容易破裂出血。对于有过敏症的儿童，应就医以进行恰当评估。

❸ 营造湿润环境

干燥的空气会使鼻腔内的毛细血管更容易破裂。可以使用空气加湿器，在医生指导下可给孩子的鼻腔内擦凡士林等保湿用品等。

发热惊厥

怎么办

· 家长先平静下来，观察孩子情况。

· 把孩子放到平坦柔软处，如地毯、床上；去除周围可能对孩子造成伤害的物体。

· 做好相关记录：记录惊厥开始时间、持续时间、孩子状态等，可以用手机录视频。

· 出现以下状况时，应拨打急救电话：

- 惊厥持续超过 5 分钟。
- 呼吸不正常或呼吸困难。
- 抽搐过后意识并未恢复。
- 体温超过 40℃。
- 出现意识状态不好、异常嗜睡、频繁呕吐、脖子强直等症状。

不要做什么

- 掐孩子人中。
- 限制孩子活动，例如压住患儿肢体。
- 在嘴里塞毛巾、勺子等。
- 尝试使用酒精擦拭降温。
- 用退热药预防热性惊厥。

　　使用退热药的目的是为了孩子感到舒适。使用退热药无法预防热性惊厥的发生。

- 穿过多衣服。

　　穿衣太多容易影响儿童散热。

如何预防

　　要注意的是，热性惊厥无法预防，家长不应自责。

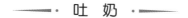

· 吐 奶 ·

怎么办

❶ 及时清理

　　1 岁以下孩子，肠胃功能发育还不完善，喂奶后吐奶是很常见的现象，家长及时清理就好了。

❷ 处理呛咳

　　如果婴儿在饮奶时出现咳嗽、吐奶等症状，应停止喂奶、将婴儿竖抱、身体前倾（头高脚低）、轻柔地拍背，促进婴儿通过咳嗽反射将气道中的奶液排出。此时切忌继续喂奶。

如何预防

- 调整喂奶频率，少量多次地喂。
- 采取半卧或竖抱的喂奶姿势。
- 让孩子仰睡、垫高上半身，防止窒息。
- 换尿布、洗澡等活动都放在喂奶前进行，喂奶后短时间内不要逗弄孩子。

　　如果按照以上方法操作后孩子仍旧严重吐奶、频繁吐奶，精神不佳或者体重增长停滞，建议去医院就诊。

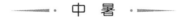

中　暑

怎么办

- 迅速脱离高温环境，转移到阴凉处平卧休息。
- 松开或脱去衣服散热。
- 可以用冷水擦浴、风扇空调等辅助降温。
- 补充适量水分，可以选择运动饮料，如果没有，也可以喝水。
- 必要时立即就医。

不要做什么

❶ 给孩子刮痧祛暑

　　中暑的本质是体温调节失控，最主要的治疗方法就是降温，刮痧对此没有帮助。

❷ 补水时狂饮

有中暑迹象时，补充水分要少量多次，不要狂饮。否则可能引起反射性出汗过多，加重水分和盐分的丢失。

❸ 用酒精擦浴

酒精擦浴可导致酒精进入人体，损害中枢神经系统。

如何预防

- 室内采取适当的降温措施。
- 补充足够的水分。
- 外出做好防暑降温的措施。
- 高温天气尽量不要带孩子外出。
- 给孩子选择浅色、利于散热的衣物。
- 及早发现孩子中暑的征兆，比如头晕、动作迟缓、胸闷、大汗、口渴等。
- 夏天车内的温度非常高，任何时候，都不要把孩子一个人留在车内。

意外伤害

━━━· 鞭炮炸伤 ·━━━

怎么办

❶ 眼部受伤

· 如果眼睛局部肿胀、疼痛、眼球表面没有开放伤口，可用流动水冲
  洗，用冷毛巾湿敷。

· 如果有沙粒进入眼睛，可用大量流动水冲洗，尝试去除。如果还是
  有异物感，应到眼科就诊。

· 如果有异物插入眼睛，不要拔出异物，应避免眼球转动，并尽快将
  患儿送至有眼科急诊的医院。

❷ 面部烧伤

立即用大量冷水冲洗至少 10 分钟，尽快就医。

❸ 手足受伤

· 如果是烧伤，处理方式和面部受伤相同。

· 如果伴有大出血，应先进行止血。使用纱布敷料直接压迫出血位置，
  出血停止后可用弹性绷带包扎，然后尽快就医。

不要做什么

❶ 伤到眼睛，用手揉

不要揉！乱揉可能造成进一步损害。

❷ 烫伤后涂抹"偏方"

被鞭炮炸伤后，不要自行涂抹任何东西。

- 不要让孩子接触鞭炮，其他人放鞭炮时让孩子远离。
- 鞭炮点燃后未释放应先远处观察一会儿，再上前查看。

骨 折

怎么办

❶ 止血

如果骨折部位出血，可压迫出血位置止血。

❷ 暴露伤处

把受伤部位的衣物脱下来或者剪掉，动作一定要轻柔。

❸ 固定伤处

- 不要移动受伤的肢体或自行"正骨"，就在骨折的位置进行简单的固定即可。
- 如果有夹板更好，可以在就医前固定骨折部位，起到保护作用。
- 临时夹板可以用小木板、硬纸片甚至折叠多层的报纸来做，用有弹性的绷带或者带子固定在骨折处。

在转运过程中，可以使用装有冰块和水的袋子或化学冰袋对患处进行冷敷，避免长时间冷敷（不超过 20 分钟）；冰块直接接触皮肤（可以隔一层毛巾），化学冰袋可以直接接触皮肤。

❹ 尽快就医

简单处理后尽快带孩子就医。在看医生前，先别让孩子吃喝，以防需要手术（手术时要空腹）。

不要做什么

❶ 随意移动伤处

怀疑孩子发生肢体骨折时，要让孩子立刻休息，不要轻易移动伤处，也不要擅自给孩子的骨折部位进行复位处理，避免再次造成损伤。

❷ 自行使用药物处理

不要在孩子的伤口上使用药物或揉搓受伤部位，自行用药可能会掩盖病情，影响医生对病情的判断，应该尽快就医。

如何预防

· 家长日常应避免突然用力牵拉孩子的肢体。

· 在家也要重视对孩子的看护。卧室和楼梯的上下口可使用经过认证的儿童安全门。

· 家长应重视孩子的安全教育，在孩子骑自行车和三轮车、玩滑板和旱冰或进行任何类似运动时，正确佩戴头盔、护肘、护膝等。

· 如果孩子容易反复骨折，家长应考虑孩子可能有其他疾病，及时带孩子就医检查。

· 煤气中毒 ·

怎么办

· 煤气（一氧化碳）中毒可能会对婴幼儿产生不可逆转的危害，留下终生残疾。

· 一旦发现，立即开窗通风，将患儿转至空气流通处，呼吸新鲜空气。

· 尽快拨打 120 求救或去就近的急诊室就诊。

❶ 室内没有烟就不会中毒

引起中毒的一氧化碳是一种无色无味气体，室内没有煤烟，并不等于没有煤气。

❷ 只有烧煤才会中毒

目前使用的大多数可产生明火的燃料，比如汽油、煤油、木炭等，在缺氧而不能完全燃烧的情况下，都有可能产生大量的一氧化碳，引起煤气中毒。

❸ 煤气中毒患者冻一下会醒

有民间说法是，煤气中毒患者抬到室外冻一下就会醒。事实上，寒冷会加重身体缺氧的状态，有碍身体末梢的血液循环，甚至诱发休克和死亡。

❹ 天然气不会引起中毒

天然气的主要成分是甲烷等烷烃，它本身是一种无毒可燃的气体。但室内不通风时，就有可能造成天然气的不完全燃烧，产生一氧化碳，导致中毒。

❺ 室内放盆水就不会煤气中毒

一氧化碳难溶于水，室内放水对预防煤气中毒并无帮助。

❻ 在现场使用明火或电器

在抢救生命的同时，施救者也应该保护好自己。进入煤气中毒的现场时，注意及时开窗通风，不要使用明火、电器等，否则可能引起爆炸。

如何预防

· 安全使用燃气工具及设备：每年都要检查所有的燃气设备，包括加热器、炉灶、取暖器、壁炉等。

· 定期检查烟囱、暖气管、通风孔等，以确保没有变形、堵塞。

· 不要在密闭的空间里如营屋、房车、拖车箱、帐篷里使用燃油或燃气的取暖器。

- 不要在室内烧烤。
- 不要在室内燃气取暖。
- 不要在明火未完全熄灭时就关掉通风口。
- 安全使用交通工具：不要让车在车库里空转，即使车库门开着；不要在大巴车（房车式载客车）后骑车；不要在空转的汽船后游泳。
- 不要在密闭空间内使用燃气发电机、除草机或其他设备引擎。

—— · 触 电 · ——

电流可对人体造成局部损伤和全身损伤。

局部损伤可表现为：电流进出口处皮肤的烧伤和周围肌肉、骨骼和血管、神经的损伤。

全身损伤可表现为：心律失常、心跳骤停、呼吸停止、昏迷、脑部损伤及其他脏器损伤。

怎么办

❶ 首先迅速切断电源

最好直接关闭电闸。如暂时不能切断电源，确认自身安全后，立即用绝缘的物体如木棍等，将孩子和导电物体分开。

❷ 进行急救

触电可引起心跳骤停（可能立即发生或延迟发生，因此必须送往医院，此外还可能发生严重内脏损伤）。

如何判断孩子是否有心脏骤停？

检查孩子的反应（意识），拍打孩子的足底或双肩，在耳边呼唤孩子。

观察孩子胸廓的起伏，正常呼吸时应有规律的起伏。如果没有反应且胸廓在 5 ～ 10 秒内没有起伏，则孩子无反应、无呼吸，发生了心脏骤停。

如果孩子发生了心脏骤停，应立即拨打急救电话、获得 AED 并进行心肺复苏术 (CPR)。如果孩子没有反应但有正常呼吸，可将孩子摆放在侧卧位，等待急救人员抵达。

心肺复苏术包括胸外按压和人工呼吸。

（1）胸外按压

对于 1 岁以下的孩子：将孩子放在硬板床或地上，仰卧。施救者食指与中指并拢，在孩子两乳头连线中点稍上处进行胸部按压，向下按压约 4 厘米或患儿胸廓前后径的 1/3。每次下压后确保胸骨恢复到原有位置，持续按压。按压频率为每秒 2 次（每分钟 100 ~ 120 次）。

对于 1 岁以上的孩子：将孩子放在硬板床或地上，仰卧，施救人员将一只手的手掌根部放在患儿胸骨下段（如力气不够，还可将另一只手压于下面这只手的手背以增加力量）；施救者快速用力下压约 5 厘米或患儿胸廓前后径的 1/3。每次下压后确保胸骨恢复到原来位置，持续按压。按压频率为每秒 2 次（每分钟 100 ~ 120 次）。

（2）开放气道

一只手按住孩子额头，另一只手提起孩子下巴颏的骨性部分使头部轻微后仰。不要使头部过度后仰或直接按压下巴的软组织部分。

（3）人工呼吸

施救者用手指捏住孩子的鼻子，深吸一口气，用嘴包住孩子的嘴（或口鼻）；缓缓向孩子嘴里吹气，直至胸部隆起，不要过度吹气，看到胸廓起伏即止。

每进行 30 次胸外按压后做 2 次人工呼吸，以 30:2 的比率结合，持续实施。

（4）使用 AED

如果现场有 AED，可使用 AED，结合 CPR，直到救护车抵达。

（5）处理创面

如果没有出现心脏骤停，皮肤表面有肉眼可见的烧伤伤口，可以进行简单的创面处理：

- 烧伤面积不算太大时，用流动水淋洗，或用清洁的凉水浸泡伤处。
- 保护创面：用干净的纱布敷料覆盖伤口。
- 然后及时送往医院处理。

不要做什么

- 直接用手去拉触电者。
- 未断开电源的情况下，就开始急救。

记住：要确保自己和被救者周围是安全的，再进行下一步急救操作，以避免再次发生触电事故。

如何预防

- 使用安全插座，按时检查家用电器的插头、电线。如有质量问题，立即更换。
- 重视孩子的安全教育，尽量不要让孩子接触带电的器具。

──── · 溺　水 · ────

怎么办

❶ 首先保证施救者（家长）的自身安全

会游泳不代表会水中救援，水中救援需专门训练。尽量利用绳索、救生设施进行岸上救援；尽量多人一起施救，避免单兵作战。

❷ 溺水孩子被救上岸后的处理

如何处理视孩子的具体状况而定：

- 清醒，有正常呼吸：拨打 120，注意保暖。
- 无反应，有正常呼吸：拨打 120，注意保暖，将患儿摆放在侧卧位，密切监测患儿的反应和呼吸。

- 无反应，呼吸停止：拨打 120，开始心肺复苏术。
- 施行胸外按压，同溺水部分。
- 施行人工呼吸，同溺水部分。

不要做什么

❶ 利用倒立、顶腹部、拍背等方式控水

不管哪一种控水法，都是错误的。水一般不会阻塞气道，因此不需要控水。对溺水引起心脏骤停者，控水会耽搁急救时间；对有意识有心跳者，控水无益，容易导致误吸或受伤。

❷ 孩子溺水后，发现没有反应就施行心肺复苏术

只有呼吸停止的患儿需要进行心肺复苏术。

如何预防

- 做好监护，不要让孩子去野外的河道、湖泊等禁区游泳，只在有救生员监管的水域（海滩、游泳池）游泳。
- 坐船时，给孩子穿好救生衣。
- 在游泳池玩耍时，必须由成人看管好孩子。

· 坠 落 ·

怎么办

❶ 高楼坠落

避免直接搬动，立即拨打 120，不当的搬动可能造成进一步的伤害。

❷ 低处坠落（床椅、沙发）

- 观察：看看头部是否有破裂出血、肿大的包块等，其次观察四肢是否有骨折、出血、青紫等情况。如果存在明显的破裂出血或骨折，需及时到医院就诊。如果没有上述情况，继续密切观察孩子，比如是否嗜睡、安静不说话、呕吐等，当出现这些情况时也应及时去医院或直接拨打120。

· 针对症状处理：经过长时间观察后，可以排除患儿的头部、颈部、脊柱、四肢和躯干创伤后，可在家处理，针对局部的擦伤、皮下血肿进行处理。

· 如果自己无法确定孩子的受伤情况，请去医院确诊。

常见错误认知

❶ 并不是说"可以活动"就不是骨折

婴幼儿骨骼相对较软，有的骨折并不是骨头完全断裂，可能不会影响运动功能，而只出现骨折部位的红肿疼痛。如果四肢局部没有皮肤破损而仍有疼痛时，应高度怀疑骨折，此时需到医院拍X线片确诊、治疗。

❷ 外表看起来无破损、出血，不代表没大问题

坠落患儿可能发生严重内脏损伤和神经系统损伤。对于坠落后无明显外伤的患儿，应密切监测至少24小时。对于精神状态不佳、哭闹、大面积淤青、嗜睡的患儿，应立即前往医院就医。出于保险起见，我们建议所有坠落且不能表达自己的疼痛的患儿，都应及时到医院由医生检查。

如何预防

· 正确选择婴儿床：围栏固定、足够牢固、栏杆间距不超过6cm、表面平整等。

· 注意看护：不要把孩子独自放在无围栏的床上、沙发上、椅子上等。

—■・ 断 肢 ・■—

怎么办

❶ 立即拨打120急救电话

❷ 止血

· 观察断面，如果持续出血，要用清洁的布料、毛巾或纱布用力压住受伤部位，包扎止血。

· 如果加压包扎无法有效止血，可绑住受伤处以上的部位止血，之后半小时放松一次。

❸ 保存断肢

· 用无菌纱布或干净的布巾等包裹断肢。

· 用干燥的塑料袋或自封袋密封。

· 放置在干净的容器内，周围放上碎冰块，装在保温容器里，和伤者一同转送到医院。

· 没有完全离断的肢体，应固定后再转送。

  特殊情况：

· 如果没有冰块，可用冰棍、雪糕代替。

· 若断肢被动物吞食，可立即将动物处死，从胃中取出断肢，仍有再植成活的可能。若稍有拖延，断肢会被动物胃液消化变性，难以成活。

❹ 尽快就医

  转运伤者越快越好，争取在 6 ~ 8 小时内进行再植手术。

不要做什么

  切忌把断肢浸入酒精、冰水、冰块等任何液体中转运，这样会破坏断肢的功能和结构，影响再植的成活率。

局部冻伤

怎么办

❶ 轻微冻伤

把孩子冻伤的部位浸泡在 37~40℃的温水中，时间掌握在 20 ～ 30 分钟，直到受冻部位恢复知觉。冻伤后的肢体知觉可能短暂丧失，千万不要让孩子自己调节水温，避免水温过高导致进一步的伤害。也可以将冻伤处夹在身体某个部位进行复温（例如腋窝下）。

温水浸泡后，出现以下任一情况时建议去医院就诊：

· 无法恢复知觉或出现剧烈疼痛。

· 患处出现水疱或血性水疱。

· 受冻部位出现发紫、青白色、肿胀、疼痛等。

❷ 严重冻伤

（1）拨打 120 或带孩子及时去医院。

（2）把孩子转移到温暖的环境。

（3）预先处理。

在等待救护车的过程中，可进行必要的处理：

· 复温：如果条件允许，可使用 37-40℃的温水浸泡，如果没有温水可以利用自己的体温，将冻伤部位夹在腋窝下等。"解冻"后，冻伤部位可能出现烧灼感、肿胀，皮肤可能出现水疱或变色。

· 预防伤口感染：可用干净的纱布、敷料将脚趾或手指隔开，避免因摩擦或搬动擦破皮肤，导致感染。如有皮肤破损，可用抗生素软膏。

· 避免复温部位再次冻结：复温后一定要注意保暖，可使用干净的衣物包裹冻伤部位，避免再次冻结，造成进一步的伤害。

不要做什么

❶ 冻伤后烤火或者泡热水（40℃以上）

冷热急变是诱发冻疮的原因之一。当身体长时间处于寒冷环境中时，末梢血管都在收缩，突然接触温度过高的热水或者烤火会使毛细血管突然扩张，局部血液循环立刻瘀滞，很快就会形成冻疮。用热水或直接接触热源可造成烧伤。

❷ 有再次冻伤风险时进行复温

如果在复温后再次暴露于可能冻伤的环境中，可能导致复温后的肢体再次冻结，造成更加严重的伤害。因此，严重冻伤后应在室内这样的温暖环境下复温。

如何预防

· 注意全身保暖。

· 带孩子外出时，应注意薄弱部位的保暖。

· 对于手足多汗的孩子，一旦发现手套、鞋袜已经被汗浸湿，应立即更换。

身体异物

·— 鼻腔异物 —·

怎么办

❶ 尽量让孩子用嘴呼吸

不要用鼻子吸气，以防异物向鼻腔深处甚至气管移动。

❷ 擤鼻涕

对于大孩子，可以堵住无异物的一侧鼻孔，然后让孩子擤鼻涕，把异物 "吹" 出。

❸ 吹气

如果孩子还不能自己完成擤鼻涕的动作，并且异物为纸团、花生、豆类等较圆润物体，同时孩子也能配合，可尝试吹气法，将异物吹出：

· 让孩子端坐或站立并张嘴，同时家长也张嘴紧贴孩子的嘴。

· 趁孩子呼气时，堵住无异物的鼻孔，然后朝孩子的嘴里猛吹一口气。

如果家长不能很好地掌握这种方法，应寻求耳鼻喉科医生的帮助。

❹ 及时就医

当出现以下任任何一种情况时应及时就医（耳鼻喉科）：

· 吹气法不能将异物吹出。

· 异物形状不规则或尖锐。

· 异物存在时间较长，鼻腔出现了流脓或臭鼻涕。

· 孩子出现呼吸困难。

不要做什么

用棉签、镊子等掏异物。无论是使用棉签还是镊子都容易导致异物被推得更深，更不易取出。

如何预防

- 尽量不要给 3 岁以下孩子吃葡萄干、玉米、糖果等。孩子出于好奇，很可能将这些东西往鼻子里塞。
- 尽量把螺丝钉、纽扣电池等小零件放在孩子触碰不到的地方。
- 教育孩子不要把食物、螺丝钉、电池等塞入鼻孔里。

鱼刺卡喉

怎么办

如果鱼刺不是很大，可以使用用手电筒照着喉咙，然后用筷子钳出来。如果钳不出来取出来后仍有异物感，应由耳鼻喉科医生处理。

不要做什么

❶ 给孩子吞饭、吞馒头

这样做可能会把位置很浅的刺推得更深、更难取出。

❷ 给孩子喝醋

鱼刺即使是泡在醋里也要很长时间才能软化，喝醋是没有用的。相反，喝醋还可能会刺激、损伤孩子已经受伤的食管黏膜。

如何预防

深海鱼的营养价值更高。建议食用预先商业去骨的深海鱼，例如三文鱼、鳕鱼。

耳内异物

怎么办

❶ 昆虫类异物

- 可以利用昆虫的趋光性，在暗处，用灯光或手电筒照射进了昆虫的耳朵，吸引昆虫出来。
- 还可将温水、婴儿油、植物油等滴入耳内，隔绝耳道内的空气，使昆虫窒息，过几分钟后让孩子头歪向一侧，有异物的耳朵朝下将耳道内的昆虫倒出，并用棉签擦干耳内的水或油，以免发生感染。

❷ 普通异物

- 如果耳内异物离出口非常近，而且孩子也可以配合坐着不动，可以尝试用镊子夹取。
- 如果上述措施效果不好，可以将孩子的头歪向一侧，将有异物的耳朵朝下，帮助孩子轻轻抖一抖。
- 如果是豆类、麦粒、小珠子等光滑的异物，可能相对比较容易抖出来；如果是化学粉剂等，除了倾倒，还可以加用干棉签在外耳道附近轻轻擦拭。

❸ 耳屎

- 千万不要让孩子用手去掏挖耳朵。
- 对于孩子的耳屎，如果没有症状，家长也不要帮忙掏耳朵，如有瘙痒、疼痛、听力下降等情况，建议请专科医生处理。
- 若采用以上方法都无效，不确定异物是否取出，或孩子耳朵有明显的疼痛等不适，应尽快去医院，请耳鼻喉科医生处理。

不要做什么

❶ 随意用小工具挖耳朵

　　最好不要自行用镊子、耳勺或是棉签伸入耳内处理，因为有可能会将异物推向耳朵的更深处，甚至损伤鼓膜。

❷ 所有情况都用水冲洗耳朵

如果是豆类进入耳朵，也不能用水冲，豆类遇水会膨胀，会加重症状。

❸ 乱涂药物

特别是一些有颜色的药水，如红药水或紫药水，这些带颜色的药水会影响医生对病情变化的判断。

如何预防

· 教育孩子不能随意向耳朵内塞小物件，从日常生活中规范孩子的行为。

· 确保孩子日常玩的玩具都是适合他年龄阶段的，一些玩具的小部件可能很容易被孩子取下并误放入耳朵内，最好在家长陪同下一起玩。

· 建议孩子不要和宠物同睡，以防宠物身上有小虫进入耳道。

· 如果要前往丛林、野外或是植物茂密的公园，给孩子做好防护措施，如戴上可以保护耳朵的帽子或是提前使用一些驱虫喷剂。

· 眼内异物 ·

怎么办

❶ 观察

看孩子眼睛是否存在异常状况，比如红肿或有类似痘痘的存在。

❷ 去除异物

· 把孩子的眼皮翻起来，用干净的湿棉签将异物取出。

· 也可让孩子多眨眼，刺激流眼泪，小的异物就可能会随着眼泪流出来了。

· 还是没出来的话，让孩子把头偏过来，进异物的那只眼睛在下面，用干净的水（比如买瓶矿泉水）冲，同时让孩子不停地眨眼睛。

❸ 及时就医

如果异物再出不来，就需要请医生来帮忙了。另外，如果发现眼睛有其他异常，比如前文提到的红肿、类似痘痘的存在，也要及时就医。

不要做什么

不要用手揉眼睛。手揉并不能将异物清除，还可能将细菌带到眼睛里，造成感染。

如何预防

❶ 养成良好的卫生习惯

不要让孩子用手抠眼屎或者揉眼睛，以免感染或带入异物。

❷ 做好防护

避免去一些会有异物飞溅起来的场所，比如工厂、正在装修或者拆除的地方。经过这些地方的话，可以用衣物或手稍微遮挡，避免异物入眼。

气道异物梗阻

怎么办

❶ 立即拨打120

孩子呛到无法呼吸时，在准备施救的同时应拨打120。

❷ 海姆立克急救法

对于仍然可以咳嗽或发声的患儿，应鼓励患儿咳嗽，而不是做任何急救操作。

对于无法呼吸、咳嗽或发声的患儿，进行以下急救操作：

（1）1岁以上的孩子

施救者跪在孩子身后，从背后双臂环绕孩子腰腹部，一手握拳，拳心向内按压于孩子的腹部；另一手捂按在拳头之上，双手急速用力向里向上挤压，反复进行，直至阻塞物吐出。

（2）1岁以下的孩子

先拍背5次：家长或施救者坐在椅子上，使婴儿趴在腿上，面朝地面，一只手支撑头颈部、胸部，另一只手掌根用力拍打肩胛骨之间的背部。拍背5次后，如果异物没被排出，则继续下面的动作。

按压胸部5次：让婴儿仰卧，用一只手稳住婴儿的头颈部，身体躺在施救者的手臂上，另一只手的两个手指快速挤压胸部5次。挤压深度应为胸壁厚度的1/3。若异物未排出，则持续重复直至救援到达。

如果进行急救操作后，患儿失去反应，应进行心肺复苏术。

不要做什么

❶ 在孩子用力咳嗽或哭闹时用急救法

孩子能够用力咳嗽、大声哭闹，说明呼吸道未被完全堵住，同时也可能使异物咳出。此时不应马上进行海姆立克急救法。当孩子无法咳嗽、说话、哭闹时再进行急救。

❷ 直接把手伸进口腔中扫查异物

这样做可能将异物捅向更深处。如果看到口腔中异物，要小心去除，如无法去除，应交由医生处理。

❸ 用错急救方法

对于食道异物梗阻（吞咽困难、食道异物感），不要使用气道异物梗阻的急救方法。

如何预防

· 孩子在吃东西时，不要逗笑或者和他讲话。

- 教育孩子吃饭时要细嚼慢咽。
- 不要给 3 岁以下的孩子买可拆解的玩具。
- 把电池、硬币、坚果放在孩子接触不到的地方。
- 4 岁以下的孩子应避免吃下列食物：热狗、坚果、块状的肉和奶酪、整颗葡萄、软糖或硬糖、爆米花、口香糖等。

耳朵进水

怎么办

❶ 单脚跳跃

进水的一侧耳朵向下，然后将其向后上方拉，让孩子单脚跳，借用重力作用使水向下从外耳道流出。

❷ 活动外耳道

先将头偏向进水的一侧，用手掌紧贴孩子的耳根，然后快速松开，连续数次，将水"吸"出来。

❸ 清理外耳道

固定好孩子的头部保持不动，然后用软棉球轻轻旋转，擦拭外耳。

不要做什么

❶ 使用不干净的夹子、火柴棒、小钥匙等掏耳

这样做有可能会损伤孩子的耳道，甚至损伤鼓膜。尽量用棉球代替软棉签来擦拭外耳，防止造成伤害。

❷ 用自制棉棒掏耳

不要将一小团棉花包在尖头的牙签掏耳，这样固定不牢，棉花有可能会脱落嵌在耳道内。

如何预防

- 游泳时给孩子配戴耳塞，游泳时间不宜超过 1 小时。
- 如果游泳时鼻腔进水，不要同时捏住两侧鼻孔挤出水分，以防止水倒流入中耳。
- 给孩子洗澡时，将耳朵由后往前贴在面部，不容易使水进入耳朵。
- 洗完后要及时擦干耳朵周围的水，防止水流入耳内。

动物伤害

· 猫咬伤、狗咬伤 ·

怎么办

❶ 清洗伤口

使用洗涤剂（沐浴露、肥皂等）和流动的清水充分清洗 15 分钟，再用聚维酮碘或苯扎氯铵溶液对伤口进行冲洗。

❷ 接种狂犬疫苗

被猫或狗咬伤后有一定概率会感染狂犬病毒，被未接受预防免疫的猫或狗咬伤后，应前往医疗机构接种狂犬病疫苗。

❸ 伤口处理、抗生素使用及破伤风疫苗接种评估

若伤口较深，应去医院进行清创处理，评估有无必要使用抗生素和接种破伤风疫苗。

猫咬伤容易感染，患儿需要到医院评估有无必要使用抗生素预防伤口感染。

不要做什么

❶ 用嘴吸伤口

口腔细菌较多，用嘴接触伤口非常容易造成伤口感染。

❷ 认为接种狂犬病疫苗后会终生免疫

虽然不是每次咬伤都需要注射狂犬病疫苗，但也不要认为接种过一次便会终生免疫。记住上一次注射狂犬病疫苗的时间，让医生来确定是否需要再次注射。

如何预防

- 不要随意靠近陌生的猫或狗，更不要主动攻击、恐吓或逗弄。
- 不管是谁家的猫或狗，不要在它们吃东西、睡觉或者照顾幼崽的时候打扰它们。
- 孩子和猫或狗玩耍的时候，家长一定要在身边进行监管。

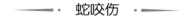

蛇咬伤

怎么办

❶ 安抚情绪

安抚孩子情绪，让孩子保持冷静，烦躁和运动会使毒素播散更快，同时让孩子坐下或躺下，保持伤口低于心脏。

❷ 记住蛇的样子

记住蛇的形状和颜色，最好是对蛇进行拍照，对后续治疗可能会有帮助。不要把蛇带走，因为蛇会咬人（即使是死蛇）。

❸ 将孩子迅速送往就近医院

不要做什么

❶ 过于紧张、焦虑

太过紧张会加速血液和淋巴循环，使毒素传播更快。

❷ 快速奔跑

要避免奔跑，防止加速蛇毒在血液和淋巴组织中的扩散。

❸ 用嘴或器械吸毒液

口腔中任何一个小伤口（溃疡或龋齿等）都可能使毒液进入自己的体内，为了安全起见，任何时候都不建议用嘴吸毒液。使用吸引器械也不能有效吸出毒液，反而有可能促进毒液的扩散。

❹ 使用止血带

使用止血带会导致肢体坏死。

❺ 切割伤口

切割伤口无法去除毒液。

如何预防

- 避免在草丛、土堆等蛇出没的场所坐卧，禁止将手伸入鼠洞和树洞内。
- 蛇喜湿热，因此下雨前后在田间、沟边、草丛湿地等处时，应特别保护好手足，穿好鞋袜，扎紧裤腿。手中可持一小木棍或树枝，用来把蛇赶走。
- 在野外宿营时，应检查有无蛇潜入帐篷。
- 夜间活动需带手电筒，避免误踏蛇体，如遇见蛇，应尽量绕过。
- 即使是死蛇或蛇的头部已与身体断开，也要保持警惕，做好防护工作。蛇头即使已被切下，在一段时间内都有咬伤人的可能。

蜂蜇伤

怎么办

❶ 清洗

用肥皂水清洗孩子被蜇咬的部位。

❷ 取出毒针

如果蜜蜂的毒针刺到孩子的皮肤里，可以试着将毒针取出。

❸ 冰敷

用装有冰块的水袋或冰袋敷在蜇咬处，可以减轻疼痛和肿胀。

❹ 用药

如果有局部炎症反应，可以按说明书建议使用激素软膏（如地奈德）；

如果孩子奇痒难忍，可以按说明书建议使用抗过敏药。

❺ 密切观察

一般来说，蜜蜂的叮咬只会引起局部皮肤的不适，但极少数患儿也可能出现严重的过敏反应，若抢救不及时会死亡。所以孩子被蜇后一定要密切观察。

如果孩子出现呼吸困难、意识不清或休克症状，必须立即拨打急救电话120，如医生先前开具了肾上腺素自动注射器（对于过去发生过全身性过敏反应的患儿通常会开具），应当按医生建议使用。

❻ 就医

如孩子出现被咬局部严重的红肿、皮疹、发热，甚至呼吸困难，一定要及时就医。

不要做什么

❶ 挤压蜇咬处

这样可能会使更多的毒液释放出来进入血液循环。

❷ 用手抓挠蜇咬部位

这样可能会导致更严重的肿胀和瘙痒，甚至局部感染。

如何预防

· 如果带孩子去野外，全家人都建议穿浅色、质地光滑的衣服，并且穿得越严实越好。
· 保持个人卫生，尽量不要给孩子涂香水或使用带香味的沐浴产品。
· 不要让孩子接触开花的植物。
· 提醒孩子注意安全，告诉孩子蜂巢的外形，在野外时刻注意，并且告诫孩子不得捅蜂窝。
· 如果发现身边有蜜蜂，告诉孩子保持冷静，绕道离开或等它飞走。千万不要驱赶它，太大的动作和声音，可能会激怒蜜蜂。

---· **兔子咬伤** ·---

怎么办

❶ 清洗伤口

使用洗涤剂（沐浴露、肥皂等）和流动的清水充分清洗 15 分钟，再用聚维酮碘或苯扎氯铵溶液对伤口进行冲洗。

❷ 送医院

清洗后应带孩子到医院，由医生检查伤口，确认是否需要缝合或包扎。根据情况决定是否注射破伤风疫苗和狂犬病疫苗。

常见错误认知

❶ 被兔子咬伤必须打破伤风

不一定，应根据孩子的预防接种情况、伤口情况等决定是否需要注射破伤风疫苗，不能一刀切地认为只要被小动物咬了就得接种。

❷ 兔子不会传播狂犬病毒

家养的兔子一般不会传播狂犬病毒，但是野生动物有可能传播狂犬病毒。

如何预防

看管好孩子，不要让他和不熟悉的或被惹怒的兔子玩耍。

---· **海蜇蜇伤** ·---

怎么办

海蜇蜇伤可导致死亡和局部症状，需要妥善的处理。

❶ 离开危险区

迅速带孩子离开海蜇存在的区域，避免再次被蜇伤。

❷ 去除触须

用镊子、棍棒或戴上手套后去除孩子蜇伤处的触须，不应用手直接碰触须或蜇伤部位。

❸ 浸泡或冲洗

去除触须前绝对禁止冲洗，去除后用海水或食醋浸泡或冲洗伤处15 ~ 30 分钟，可抑制已激活的的刺丝囊释放毒素。不应用淡水冲洗。

❹ 及时就医

应密切监测患儿的反应。如果患儿呼吸困难、意识不清，出现休克症状，应拨打急救电话 120。如果病情稳定、只有局部症状，可以先观察再决定是否就医。

❺ 条件允许的情况下，可进行的处理

· 如果随身携带有剃须膏或苏打膏，可涂抹于蜇伤部位，防止未激活的刺丝囊释放毒素。

· 如果身边有银行卡等卡类物品，可刮剃蜇伤部位，以剃除刺丝囊。

· 如果随身携带激素类软膏（如地奈德），可按说明书建议使用药物，减轻局部炎症。

· 如果随身携带抗过敏药（如扑尔敏、苯海拉明或氯雷他定），可按说明书剂量服用药物，减轻过敏症状。

· 如果随身携带镇痛药（对乙酰氨基酚、布洛芬），可按说明书剂量服用药物，减轻局部疼痛。

❻ 特殊蜇伤部位的处理

眼部蜇伤可用人工泪液冲洗或醋酸浸泡后的毛巾擦拭眼睛周围皮肤，注意不要让醋酸进入眼睛。口腔内蜇伤可用稀释后的醋酸漱口并吐出。

不要做什么

❶ 直接用手去除触须

　　在帮孩子去除海蜇触须时，家长一定要注意保护自己，戴手套后或用镊子去除触须。

❷ 在去除触须前冲洗、搓揉蜇伤部位

　　淡水冲洗、热敷或者冷敷、搓揉按摩、用毛巾擦拭等措施可能刺激、加速刺丝囊中毒素的释放。因此，在去除触须前禁止一切可能加速毒素释放的处理。

如何预防

- · 不要让孩子在不安全的浴场或海域玩耍。
- · 避免雨后到海里游泳。下雨时海蜇会向海边靠近，更容易发生海蜇蜇伤。
- · 在海边玩耍时注意看管好孩子，即使是海滩上已经死亡的海蜇仍有可能刺伤孩子。

如何拨打 120

—— · 什么时候需要拨打 120 · ——

孩子出现意识丧失或意识不清、严重外伤、异物卡喉、呼吸困难、持续时间超过 5 分钟的全身抽搐等状况，家长应及早拨打 120，越早越有利于抢救。

如果病情不十分紧急，在保证患儿安全的情况下，可以开车或打车将孩子送往有儿科急诊的医院。

—— · 如何与 120 接线员通话 · ——

❶ 保持镇静

❷ 回答接线员的提问。接线员可能会用到以下信息：

- 患儿年龄、性别、目前状况，比如什么部位什么原因出现了什么情况、持续了多久、已采取的救助措施等。
- 地址。给出详细到某小区几号楼几单元的地址，还可告知附近显著地标，如某某广场、某某酒店、某某商厦等，缩小定位难度。
- 联系人的姓名、电话。

❸ 准备迎接

- 保持电话通畅，留人引导救护车，疏通搬运患儿的通道，适时询问急救车的位置。
- 接线员在登记完信息后，可能会提供急救指导建议。
- 不要自行挂断电话，直到接线员说可以挂断再挂断。

等待过程中可以做什么

❶ 采取必要的急救措施

　　孩子出现心脏骤停或异物卡喉时，一定要在急救车到来之前进行抢救。具体的方法，详见小儿 CPR 和海姆立克急救法。

❷ 安抚孩子情绪

❸ 做好就医准备

- · 准备好孩子的医保卡、身份证、既往病历（包括化验单、检查报告）等，为医生的诊断提供依据。

- · 如孩子发生高热惊厥、呼吸困难等情况，可以用手机记录孩子发作时的表现，并安抚孩子。